TRANSTORNO DE IDENTIDADE DE GÊNERO

Marcelo Rocha Nasser Hissa

TRANSTORNO DE IDENTIDADE DE GÊNERO

Manual de atendimento clínico

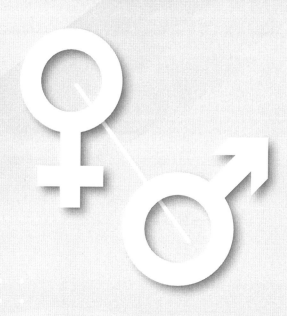

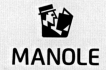

MANOLE

©2021 Editora Manole Ltda. por meio de contrato de coedição com o autor.

EDITORA: Eliane Otani
COORDENAÇÃO E PRODUÇÃO EDITORIAL: Eliane Otani/Visão Editorial
PROJETO GRÁFICO E DIAGRAMAÇÃO: Eliane Otani/Visão Editorial
CAPA: Sopros Design
IMAGEM DA CAPA: Plinio Ricca (Sopros Design)
ILUSTRAÇÕES TÉCNICAS: Paula Cortinovis

CIP-BRASIL. CATALOGAÇÃO NA PUBLICAÇÃO
SINDICATO NACIONAL DOS EDITORES DE LIVROS, RJ

H579t

    Hissa, Marcelo Rocha Nasser

       Transtorno de identidade de gênero : manual de atendimento clínico / Marcelo Rocha Nasser Hissa ; organização Marcelo Rocha Nasser Hissa, Miguel Nasser Hissa ; colaboração Carlos Antonio Bruno da Silva ... [et al.]. - 1. ed. - Santana de Parnaíba [SP] : Manole, 2021.

       196 p. ; 23 cm.

       Apêndice

       Inclui bibliografia

       ISBN 978-65-5576-426-0

1. Clínica médica. 2. Identidade de gênero. 3. Pacientes - Cuidado e tratamento. I. Hissa, Miguel Nasser. II. Silva, Carlos Antonio Bruno da. III. Título.

21-69891

                     CDD: 616.075

                     CDU: 616-055.3

Leandra Felix da Cruz Candido - Bibliotecária - CRB-7/6135

Todos os direitos reservados.
Nenhuma parte deste livro poderá ser reproduzida, por qualquer processo, sem a permissão expressa dos editores. É proibida a reprodução por fotocópia. A Editora Manole é filiada à ABDR – Associação Brasileira de Direitos Reprográficos.

1ª edição – 2021

Editora Manole Ltda.
Alameda América, 876 – Polo Empresarial – Tamboré
Santana de Parnaíba – SP – Brasil – CEP: 06543-315
Tel.: (11) 4196-6000
www.manole.com.br | atendimento.manole.com.br

Impresso no Brasil | *Printed in Brazil*

São de responsabilidade do autor as informações contidas nesta obra.
Durante o processo de edição desta obra, foram tomados todos os cuidados para assegurar a publicação de informações precisas e de práticas geralmente aceitas. Do mesmo modo, foram empregados todos os esforços para garantir a autorização das imagens e fotos aqui reproduzidas. Caso algum autor ou detentor dos direitos autorais sinta-se prejudicado, favor entrar em contato com a Editora. Os autores e a Editora eximem-se da responsabilidade por quaisquer erros ou omissões ou por quaisquer consequências decorrentes da aplicação das informações presentes nesta obra. É responsabilidade do profissional, com base em sua experiência e conhecimento, determinar a aplicabilidade das informações em cada situação.

A todos que se envolveram para que
este livro pudesse se concretizar.
Ao alicerce da minha vida: minha esposa,
meus filhos, pais e irmãos.
Aos colaboradores, que cederam parte
do seu tempo para me auxiliar no
desenvolvimento deste projeto.
E aos pacientes, que não desistiram de
procurar a felicidade e sempre fornecem
a mais bela matéria-prima para o
conhecimento científico.

SOBRE O AUTOR

MARCELO ROCHA NASSER HISSA

Médico pela Universidade Estadual de Ciências da Saúde de Alagoas. Residência Médica em Endocrinologia e Diabetes no Hospital Universitário Walter Cantídio, da Universidade Federal do Ceará (UFC). Título de Especialista em Endocrinologia pela Sociedade Brasileira de Endocrinologia e Metabologia (SBEM) e Associação Médica Brasileira (AMB). Médico Endocrinologista Pesquisador do Centro de Pesquisa em Diabetes e Doenças Endócrino-Metabólicas. Professor Titular de Endocrinologia da Faculdade Unichristus. Mestre em Endocrinologia pelo Departamento de Cirurgia da UFC. Aluno de Doutorado do Departamento de Cirurgia da UFC.

ORGANIZADORES

MARCELO ROCHA NASSER HISSA

Médico pela Universidade Estadual de Ciências da Saúde de Alagoas. Residência Médica em Endocrinologia e Diabetes no Hospital Universitário Walter Cantídio, da Universidade Federal do Ceará (UFC). Título de Especialista em Endocrinologia pela Sociedade Brasileira de Endocrinologia e Metabologia (SBEM) e Associação Médica Brasileira (AMB). Médico Endocrinologista Pesquisador do Centro de Pesquisa em Diabetes e Doenças Endócrino-Metabólicas. Professor Titular de Endocrinologia da Faculdade Unichristus. Mestre em Endocrinologia pelo Departamento de Cirurgia da UFC. Aluno de Doutorado do Departamento de Cirurgia da UFC.

MIGUEL NASSER HISSA

Professor Doutor em Medicina pela Universidade Federal do Ceará (UFC). Professor de Medicina da Faculdade Unichristus. Membro Titular da Sociedade Brasileira de Endocrinologia e Metabologia (SBEM). *Fellow* do American College of Endocrinology (ACE). Diretor do Centro de Pesquisa em Diabetes e Doenças Endócrino-Metabólicas.

COLABORADORES

CARLOS ANTONIO BRUNO DA SILVA

Médico Endocrinologista e Metabologista pela Universidade Estadual Paulista "Júlio de Mesquita Filho" (Unesp). Mestre em Clínica Médica pela Universidade Federal do Ceará (UFC). Doutor em Medicina Clínica pela Universidade de Brasília (UnB). Professor Titular da Universidade de Fortaleza (Unifor). Médico do Serviço de Referência Transdisciplinar para Transgêneros (SERTRANS) da Secretaria de Saúde do Estado do Ceará.

DÉBORA FERNANDES BRITTO

Médica Ginecologista e Obstetra pela Maternidade Escola Assis Chateaubriand (MEAC), da Universidade Federal do Ceará (UFC). Especialista em Sexualidade Humana pela Faculdade de Medicina da Universidade de São Paulo (FMUSP). Mestre em Ciências Médico--Cirúrgicas pela UFC. Coordenadora do Serviço de Sexologia da MEAC-UFC.

JOSÉ HENRIQUE SOUSA LUZ

Médico pela Universidade Federal do Piauí (UFPI). Residência Médica e Preceptor da Residência Médica em Psiquiatra no Hospital de Saúde Mental Professor Frota Pinto (HSM), Fortaleza, CE. Coordenador do Atendimento Ambulatorial em Sexualidade Humana (ATASH) do HSM. Psiquiatra-assistente do Serviço de Referência Transdisciplinar para Transgêneros (SERTRANS) da Secretaria de Saúde do Estado do Ceará.

LÍCIA MARAH FIGUEREDO DE MESQUITA

Médica pela Universidade Potiguar (UnP). Especialista em Psiquiatria pela Escola de Saúde Pública do Estado do Ceará (ESPCE), no Hospital de Saúde Mental Professor Frota Pinto. Graduada em Pedagogia pela Universidade Federal do Ceará (UFC). Especialista em Terapia Cognitivo--Comportamental pela Unichristus e em Medicina de Família e Comunidade pelo Programa de Valorização do Profissional da Atenção Básica do Ministério da Saúde. Psiquiatra-assistente do Serviço de Referência Transdisciplinar para Transgêneros (SERTRANS) da Secretaria de Saúde do Estado do Ceará.

MARCOS PAULO ILDEFONSO

Médico pela Universidade de Fortaleza (Unifor). Médico Residente de Clínica Médica do Hospital Geral Waldemar Alcântara, Fortaleza, CE. Médico do Programa Mais Médicos, do Ministério da Saúde.

ALUNOS AUXILIARES

Alícia Mourão Vieira
Amanda Madureira Silva

PREFÁCIO

Foi com imenso sentimento de responsabilidade que recebi o convite para prefaciar o livro *Transtorno de identidade de gênero: manual de atendimento clínico*, organizado pelos professores Marcelo Rocha Nasser Hissa e Miguel Nasser Hissa.

A proposta do livro é ensinar os profissionais da saúde dos três níveis da atenção a fazer uma abordagem humanizada, técnica e responsável capaz de garantir atendimento às demandas específicas desse grupo populacional.

O livro é um marco referencial valioso por possibilitar acesso a conhecimentos que poderão permitir maior alcance de padrões saudáveis no enfrentamento às doenças e sua prevenção.

Segundo a *Carta dos Direitos dos Usuários da Saúde*, é assegurado a qualquer cidadão um atendimento livre de qualquer discriminação, restrição ou negação em função de orientação sexual e identidade de gênero. A desinformação é um dos componentes da discriminação.

Nesse sentido, louvamos a iniciativa de publicar esta obra por também possibilitar que equipes de saúde estejam aptas a realizar as intervenções necessárias para o alcance de um melhor resultado no atendimento.

Mayra Isabel Correia Pinheiro
Secretária da Secretaria de Gestão do Trabalho e da Educação em
Saúde do Ministério da Saúde do Brasil

SUMÁRIO

Apresentação   21

CAPÍTULO 1. DEFINIÇÃO, ETIOLOGIA E EPIDEMIOLOGIA   *23*
   Introdução   *23*
   Definições   *24*
   Etiologia e o desenvolvimento da identidade de
      gênero   *25*
      Exposição pré-natal a andrógenos   27
      Diferenças anatômicas cerebrais   27
      Influência genética   27
      Etiologia multivariada   27
   Epidemiologia   *29*
      Crianças e adolescentes   29
      Adultos   31
   Conclusão   *31*
   Referências   *32*

CAPÍTULO 2. AVALIAÇÃO CLÍNICA NO TRANSTORNO DE IDENTIDADE DE GÊNERO *37*

Introdução *37*

Avaliação clínica inicial *38*

Diagnóstico *39*

Decisão clínica *42*

Binders 44

Experiência da vida real *46*

Termo de consentimento informado *46*

Abordagem clínica *47*

Conclusão *48*

Referências *49*

Bibliografia consultada *51*

CAPÍTULO 3. AVALIAÇÃO PSIQUIÁTRICA NO TRANSTORNO DE IDENTIDADE DE GÊNERO *53*

Introdução *53*

Incongruência de gênero e disforia de gênero nos manuais de classificação diagnóstica *54*

Despatologização das identidades trans *57*

Saúde mental e morbidades psiquiátricas *59*

Papel do psiquiatra no processo de afirmação de gênero *61*

Conclusão *65*

Referências *66*

CAPÍTULO 4. TRATAMENTO DO ADOLESCENTE TRANSGÊNERO *69*

Introdução *69*

Fisiologia da puberdade *70*

Tratamento multidisciplinar *74*

Tratamento medicamentoso *74*

Preservação da fertilidade *77*

Indução da puberdade *78*

Conselho Federal de Medicina (CFM) *78*

Conclusão *79*

Referências *80*

CAPÍTULO 5. **TRATAMENTO DO HOMEM TRANSGÊNERO** *83*

Introdução *83*

Embriologia androgênica *84*

Fisiologia da testosterona *86*

Tratamento multidisciplinar *88*

Tratamento medicamentoso *89*

Efeitos colaterais *94*

Risco cardiometabólico *95*

Risco dermatológico *96*

Apneia do sono *96*

Risco hematológico *97*

Risco hepático *97*

Fertilidade *97*

Tratamento cirúrgico *98*

Conclusão *99*

Referências *100*

CAPÍTULO 6. **TRATAMENTO DA MULHER TRANSGÊNERO** *105*

Introdução *105*

Embriologia ginecológica *106*

Fisiologia ginecológica *108*

Fisiologia do ciclo menstrual *109*

Tratamento multidisciplinar *110*

Tratamento medicamentoso *112*

Terapia antiandrogênica *112*

Terapia estrogênica *113*

Efeitos colaterais   118

Risco tromboembólico   118

Risco neuroendócrino   118

Risco ósseo   119

Risco metabólico   119

Risco oncológico   120

Fertilidade e lactação   120

Tratamento cirúrgico   121

Conclusão   122

Referências   123

CAPÍTULO 7.   ACOMPANHAMENTO GINECOLÓGICO
E OBSTÉTRICO DO PACIENTE
TRANSGÊNERO   127

Introdução   127

Atendimento ginecológico à mulher transgênero   128

Rastreio de malignidade   129

Câncer de mama   129

Câncer de próstata   130

Cuidados após a cirurgia de redesignação genital   131

Atendimento ao homem transgênero   132

Exame das mamas   132

Exame pélvico   133

Infecções do trato genital inferior   133

Planejamento reprodutivo   134

Acompanhamento obstétrico do homem transgênero   134

Pré-natal   135

Parto   136

Puerpério   136

Conclusão   137

Referências   137

MANUAL DE ATENDIMENTO CLÍNICO

CAPÍTULO 8. SAÚDE DA POPULAÇÃO TRANSGÊNERO NA TERCEIRA IDADE *141*

Introdução *141*

Hormonioterapia nos pacientes idosos *143*

Hormonioterapia em mulheres trans idosas *143*

Hormonioterapia em homens trans idosos *144*

Condições de saúde *145*

Eventos tromboembólicos *145*

Neoplasias *147*

Metabolismo ósseo *152*

Outros *153*

Saúde mental *153*

Cuidados geriátricos gerais *154*

Silicone industrial *154*

Aspectos sociais *155*

Conclusão *155*

Referências *158*

CAPÍTULO 9. O ATLETA TRANSGÊNERO NO ESPORTE DE ALTO RENDIMENTO *161*

Introdução *161*

Métrica do sexo em esportes *162*

Influência hormonal no desempenho atlético *165*

Efeito legado *168*

Perspectivas futuras *171*

Conclusão *172*

Referências *173*

ANEXO I. MODELO DE TERMO DE CONSENTIMENTO   *177*
Modelo de formulário de consentimento livre esclarecido
para uso de testosterona   *177*

Mudanças físicas   178

Mudanças emocionais   181

Mudanças sexuais   181

Mudanças reprodutivas   182

Outros efeitos associados e observações importantes   184

*Via de administração, doses, frequência e
recomendações   184*

ANEXO II. MODELO DE TERMO DE CONSENTIMENTO   *187*
Modelo de formulário de consentimento livre esclarecido
para uso de estrogênico e antiandrogênico   *187*

Mudanças físicas   188

Mudanças sexuais e reprodutivas   189

Mudanças emocionais   190

Riscos e efeitos colaterais   190

Recomendações gerais   192

APRESENTAÇÃO

O mundo está em constante mudança. Conceitos que hoje são considerados pilares de nossas verdades podem, no futuro, serem vistos como ideias infundadas e desatualizadas. A divisão binária de gênero entre homens e mulheres é uma dessas percepções que está em rápida atualização.

No consultório médico, é cada vez mais comum a presença de pacientes cuja autoidentidade de gênero é fluida e incerta, dentro de um espectro vago entre feminino e masculino. As incertezas são acompanhadas de sentimentos negativos, que os levam, muitas vezes, a quadros de ansiedade e depressão. A piora da qualidade de vida desses pacientes obstrui a busca pela felicidade e os conduzem aos consultórios médicos à procura de respostas.

Como médicos, não podemos subestimar nem ignorar as condições expostas no atendimento. Em um mundo contaminado pela discussão política, é dever médico desassociar conceitos comprovados por métodos científicos de visões partidárias e religiosas. A busca do bem-estar físico e mental do paciente deve ser a meta inexorável de todo profissional da saúde.

Este livro propõe-se a abordar os mais recentes dados literários no atendimento do paciente com transtorno de identidade de gênero. Objetivamos fornecer informações sedimentadas no que há de mais atual sobre o assunto que possam ajudar médicos a proporcionar um atendimento ético e respeitoso.

Capítulo 1

DEFINIÇÃO, ETIOLOGIA E EPIDEMIOLOGIA

Marcelo Rocha Nasser Hissa

INTRODUÇÃO

Transgênero é um termo amplo utilizado para definir indivíduos cuja identidade ou expressão de gênero difere daquela vinculada ao sexo atribuído ao nascimento. Designa aqueles que variam ou rejeitam definições de gênero social construídas culturalmente, em termos de dicotomia entre mulheres e homens.[1] Transgênero é também usado em oposição a cisgênero, termo empregado para descrever pessoas que não experimentam incongruência entre o gênero atribuído ao nascimento e sua identidade de gênero.

O transtorno da identidade de gênero ou disforia de gênero são os termos utilizados pela American Psychiatric Association (APA), em substituição do transexualismo, para diagnosticar pacientes que não estão satisfeitos com o gênero designado.[2] A Organização Mundial da Saúde (OMS) propõe o termo incongruência de gênero a ser utilizado na Classificação Internacional de Doenças e Problemas Relacionados à Saúde – 11ª edição (CID-11).[3]

Pacientes com transtorno de identidade de gênero (TIG) são muitas vezes estigmatizados e estereotipados e, como resultado, são tratados com discriminação e violência. São mais propensos a serem vítimas de crimes relacionados à intolerância e enfrentam um grande preconceito social.[4]

Uma barreira para a implementação de políticas de saúde para pacientes transgênero é o fato de que essas pessoas raramente revelam seu *status* aos provedores de saúde e, portanto, muitas vezes se tornam uma população invisível para o sistema de saúde e para os programas de prevenção de doenças sexualmente transmissíveis.[5]

DEFINIÇÕES

O termo transexual foi primeiramente descrito por Magnus Hirschfeld, em 1923, para descrever pessoas que desejavam viver uma vida correspondente com o gênero desejado em detrimento ao designado.[6] O entendimento inicial de identidade de gênero era estabelecido dentro de uma definição unidimensional, que variava de masculino até feminino, passando por estágios intermediários.[7] Esse entendimento não considerava várias outras identidades dentro desse *continuum*, como pessoas que renegam qualquer tipo de classificação, pessoas com alternância entre masculino e feminino, e pessoas que se identificam como outro gênero, sem, contudo, querer viver como o oposto.[8,9]

Ainda existe muita desorientação sobre os conceitos básicos que norteiam os estudos de pacientes com transtorno de identidade de gênero. A identidade de gênero é, muitas vezes, confundida com orientação sexual, com o sexo genital e também com a expressão de gênero. A fim de melhorar o acolhimento dos pacientes na rede básica de saúde, essas definições devem ser entendidas e diferenciadas:[10]

- Identidade de gênero: é a noção subjetiva, inconsciente e individual de pertencer a um gênero, masculino ou feminino.
- Orientação sexual: refere-se ao gênero pelo qual o indivíduo sente atração física, afetiva e sexual.
- Sexo biológico ou genital: anatomia genital de nascimento, determinada geneticamente pelo cariótipo.
- Expressão de gênero: forma de apresentação do paciente, determinada por vestimentas, maneirismos e comportamentos.
- Comportamento sexual: relacionado ao papel na busca de satisfação sexual, podendo associar-se a parafilias, como pedofilia, zoofilia e exibicionismo.

A terceira edição do *Diagnostic and Statistical Manual of Mental Disorders* (DSM-3), publicada em 1980, incluiu, pela primeira vez, diagnósticos relacionados à identidade de gênero. O DSM-5, que é a versão mais recente, substitui o termo distúrbio de identidade de gênero por disforia de gênero.[2] A 11ª edição da Classificação Internacional de Doenças e Problemas Relacionados à Saúde (CID-11), que entrará em vigor no primeiro dia do ano de 2022,[11] elenca, no capítulo 17, as condições relacionadas à saúde sexual, tendo sido retiradas do capítulo de doenças mentais. Essa nova classificação vem suceder a antiga, presente na CID-10 (Tabela 1).[12]

Dessa forma, denomina-se mulher transgênero todo indivíduo 46,XY com fenótipo masculino normal e que deseja viver como membro do sexo feminino, e homem transgênero todo indivíduo 46,XX com fenótipo feminino normal e que deseja viver como membro do sexo masculino.

ETIOLOGIA E O DESENVOLVIMENTO DA IDENTIDADE DE GÊNERO

A autoconsciência da identidade de gênero surge gradualmente durante a infância. Entre 6 e 9 meses de vida, os bebês já fazem

TABELA 1. CLASSIFICAÇÃO DOS DISTÚRBIOS DE IDENTIDADE DE GÊNERO.
CID-10 – F64 – Transtornos da identidade sexual
F64.0: Transexualismo
F64.1: Travestismo bivalente
F64.2: Transtorno de identidade sexual na infância
F64.8: Outros transtornos da identidade sexual
F64.9: Transtorno não especificado da identidade sexual
CID-11 – Capítulo 17 – Condições relacionadas à saúde sexual – Incongruências de gênero
HA60: Incongruências de gênero da adolescência ou do adulto
HA61: Incongruências de gênero da infância
HA60: Incongruências de gênero inespecífica

Fonte: adaptada de Berenbaum et al. e Kreukels et al.[19,20]

diferenciação de vozes e faces quanto ao gênero; aos 2 anos de idade, já conseguem se identificar como meninos e meninas; e, aos 6, têm consciência que o gênero não mudará.[13,14] As possíveis etiologias dos distúrbios da formação da identidade de gênero foram investigadas em várias áreas: neuroanatomia estrutural, neuroimagem funcional, genética e exposição a andrógenos pré-natais. Esses estudos denotam que o processo cognitivo depende de interações ambientais, familiares e sociais, porém, o momento preciso em que esse processo se completa ainda é desconhecido.[15,16] Desconhecem-se também os fatores que levam à incongruência da identidade.

Exposição pré-natal a andrógenos

O dimorfismo sexual no desenvolvimento do esqueleto (avaliado pela proporção entre o 2º e o 4º dedos) tem sido utilizado, na vida pós-natal, como um marcador substituto da exposição pré-natal a andrógenos.[17] Estudos, apesar de não conclusivos, sugeriram que a exposição pré-natal a andrógenos tem um papel no desenvolvimento de TIG. Andrógenos pré-natais podem afetar, ainda, os comportamentos de gênero e a orientação sexual.[18,19]

Diferenças anatômicas cerebrais

Várias áreas do cérebro foram postuladas como responsáveis por apresentar diferenças anatômicas entre indivíduos, incluindo o núcleo leito da estria terminal, o núcleo uncinado hipotalâmico, neurônios que expressam a kisspeptina e o putâmen. Contudo, os resultados também são inconclusivos e frequentemente conflitantes.[15,20] Não foram observadas diferenças na estrutura cerebral complexa dos pacientes com TIG em relação aos controles não afetados.[20]

Influência genética

Dados da literatura sugerem que a genética pode estar relacionada com o surgimento da incongruência de gênero, podendo ocorrer até 39% de concordância em gêmeos idênticos.[21] Algumas pesquisas tentaram identificar genes específicos associados com TIG, mas os resultados se mostraram inconsistentes e sem validade estatística.[22,23] O fator genético é apenas um dos elementos contribuintes para o desenvolvimento dos comportamentos e das percepções sexuais.

Etiologia multivariada

É possível que os fatores etiológicos estejam interligados, ou seja, a estrutura e a funcionalidade do cérebro podem estar relacionadas à exposição pré-natal a andrógenos, enquanto os genes podem influenciar a neuroanatomia.[16] Questões psíquicas, interpessoais e socioculturais também contribuem para a socialização sexual. O sexo biológico, associado ao ambiente social, repleto de códigos, normas, processos e tabus compartilhados, permite a criação de uma identidade de inserção do indivíduo na sociedade (Figura 1).[24]

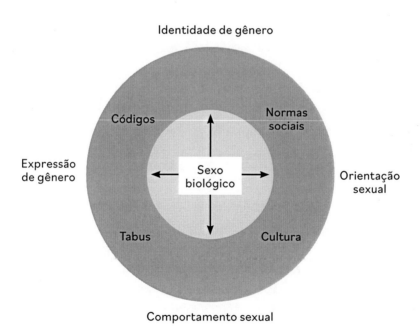

FIGURA 1. A etiologia multivariada do transtorno de identidade de gênero.

EPIDEMIOLOGIA

Dados sobre a violência motivada contra pessoas lésbicas, gays, bissexuais e transgênero (LGBT) concluiu que incidentes dirigidos a pessoas transgênero representavam 20% de todos os assassinatos contra essas minorias.[5] Até 89% dos pacientes com disforia de gênero já foram vítimas de agressão física.[25] O preconceito é exacerbado principalmente porque os pacientes possuem, em média, menor nível de escolaridade e, com isso, menor renda e maiores taxas de desemprego.[26] Como resultado dessa realidade, pacientes com transtorno de identidade de gênero apresentam maiores taxas de obesidade e depressão.[26]

Alguns estudos demonstraram taxas de suicídio superiores nessa população. Cerca de 31% dos pacientes com TIG morrem por suicídio e até 50% já tentaram suicídio antes dos 20 anos de idade. Essas altas taxas independem da divulgação do *status* de transgênero pelo paciente ou da submissão à cirurgia de redesignação sexual.[27] Muitos estudos relataram um alto índice de HIV em pessoas transgênero, com taxas de prevalência superiores às dos homens homossexuais.[28,29] Uma revisão sistemática informou que quase uma em cada cinco mulheres transgênero vive com HIV.[30] Em resposta, as diretrizes relativas ao HIV lançadas pela OMS, em 2014, identificaram indivíduos com TIG como uma nova população-chave para o controle da disseminação do vírus.

Crianças e adolescentes

As metodologias aplicadas em estudos epidemiológicos para crianças são muitas vezes falhas e podem induzir à sobre-estimativa da verdadeira prevalência. Alguns estudos baseados em questionários respondidos pelas próprias crianças identificaram uma prevalência de até 1,3%.[31] Em pesquisas com questionários respondidos por pais de crianças de 6 a 12 anos sem acompanhamento em serviço de saúde mental, menos de 1% dos pais de meninos e 1,2% dos pais de meninas relataram resposta positiva ao item "desejos de ser do sexo oposto". Dentre crianças encaminhadas para atendimento psiquiátrico, esses números aumentaram para 2,7% e 4,7% respectivamente.[32] Contudo, deve-se salientar que dificilmente todas as crianças que responderam positivamente ao questionário serão diagnosticadas com TIG, segundo critérios clínicos mais rígidos. A proporção entre os gêneros varia nos diferentes estudos, mas parece favorecer mais os masculinos de nascimento. Alguns trabalhos demonstraram uma proporção de 4,49:1 favorecendo os meninos, enquanto outros, 2,02:1.[33,34]

Estudos com adolescentes, apesar de mais robustos e com maior amostragem, apresentam as mesmas fragilidades metodológicas dos estudos com crianças. Em pesquisas de autorreferência em jovens estadunidenses, diante da pergunta sobre se considerar transgênero ou estar incerto sobre o gênero, 3,6% das mulheres assim designadas ao nascimento responderam positivamente, assim como 1,7% dos homens.[35] Já em estudos com os pais de pacientes referenciados ao atendimento mental, a prevalência foi de 6,3% para mulheres natais e 3,0% para homens natais.[36] No entanto, apesar de apresentarem diferentes prevalências, os estudos concordam que o número de crianças e adolescentes com TIG que procuram ajuda profissional está crescendo e que a idade de apresentação está diminuindo.

Em relação à proporção de homens e mulheres acometidos, a partir de meados dos anos 2000, a prevalência, que até então era maior dos homens natais (2,11:1), vem gradualmente se tornando feminina (1:1,76).[36] Alguns estudos demonstraram uma proporção de até 1:6,83 de homens para mulheres.[37]

As crianças e os adolescentes afetados com TIG são mais estigmatizados e geralmente apresentam maiores problemas com *bullying*, além de piores relações com os pais e com colegas da mesma idade. A prevalência de tentativa de suicídio atinge 14,8% dessa faixa etária e a ideação suicida, até 28%.[38]

Adultos

Um dos primeiros estudos com boa amostragem (mais de 11 mil pessoas) referentes à epidemiologia em adultos foi divulgado no final dos anos de 1980 e constatava prevalência anual de 1,0:1.000.[39] Estudos realizados na Europa talvez traduzam de forma mais autêntica a prevalência em sociedades ocidentais. Dados recentes de diferentes países demonstram números semelhantes:

- Suécia: 1:13.120 (dados de indivíduos que mudaram o nome legalmente);[40]
- Irlanda 1:10.154 (dados de indivíduos referenciados para tratamento hormonal);[41]
- Espanha: 1:3.205 para homens e 1:7.752 para mulheres (dados de diagnósticos por especialistas).[42]

Resultado de uma metanálise incluindo 21 estudos concluiu que a prevalência em homens XY adultos é de 1:14.705 e em mulheres XX adultas, de 1:38.461.[43]

Dados mais recentes do DSM-5 levantam a hipótese de um aumento gradativo na prevalência, citando que existem de 5 a 14:1.000 mulheres transgênero por homem adulto e de 2 a 3:1.000 homens transgênero por mulher adulta.[44] As razões do aumento dessa prevalência ainda são incertas, mas algumas teorias alegam que fatores como despatologização, maior acesso a serviços de tratamento especializado e maior aceitação social podem estar contribuindo.[45,46]

CONCLUSÃO

Não há dados científicos que definam, com exatidão, o momento do surgimento da autoconsciência da identidade de gênero e quais alterações genéticas e culturais podem implicar o surgimento de transtornos relacionados a ela. A sexualidade é uma característica complexa no desenvolvimento do ser humano e sofre influência de fatores sociais, culturais e biológicos.

Definir e entender os conceitos básicos de atendimento a indivíduos com TIG é o primeiro passo para se estabelecer um bom relacionamento com os pacientes. É imprescindível que os profissionais de saúde saibam diferenciar identidade de gênero de orientação sexual, de sexo biológico e de expressão sexual. Ao aperfeiçoar a forma como abordamos os pacientes, com vínculos de empatia e respeito, estamos promovendo atos que melhoram a saúde mental dessas pessoas e criando um ambiente social cada vez mais sadio para a diversidade sexual, reduzindo, assim, o preconceito e a violência.

REFERÊNCIAS

1. Hughto JMW, Reisner SL, Pachankis JE. Transgender stigma and health: a critical review of stigma determinants, mechanisms, and interventions. Soc Sci Med. 2015;147:222-31.

2. American Psychiatric Association. Diagnostic and statistical manual of mental disorders. 5.ed. Arlington, VA: American Psychiatric Association Publishing, 2013.

3. Drescher J, Cohen-Kettenis P, Winter S. Minding the body: situating gender identity diagnoses in the ICD-11. Int Rev Psychiatry. 2012;24(6):568-577.

4. Rodriguez A, Agardh A, Asamoah BO. Self-Reported discrimination in health-care settings based on recognizability as transgender: a cross-sectional study among transgender U.S. citizens. Arch Sex Behav. 2018;47(4):973-985.

5. Zhang Y, Best J, Tang W, Tso LS, Liu F et al. Transgender sexual health in China: a cross-sectional online survey in China. Sex Transm Infect. 2016;92(7):515-519.

6. Meyerowitz J. How sex changed: a history of transsexuality in the United States. Cambridge, MA: Harvard University Press, 2002.

7. Diamond L. Transgender experience and identity. In: Schwartz SJ, Luyckx K, Vignoles VL (eds). Handbook of identity theory and research. New York, NY: Springer, 2011. pp.629-647.

8. Queen C, Schimel L (eds). PoMoSexuals: challenging assumptions about gender and sexuality. San Francisco, CA: Cleis Press, 1997.

9. Hembree WC, Cohen-Kettenis PT, Gooren L, Hannema SE, Meyer WJ, Murad MH et al. Endocrine treatment of gender-dysphoric/gender-incongruent persons: an Endocrine Society Clinical Practice guideline. J Clin Endocrinol Metab. 2017;102(11):3869-3903.

10. Rosenthal SM. Transgender youth: current concepts. Ann Pediatr Endocrinol Metab. 2016;21(4):185-192.

11. Organização Pan-Americana de Saúde. OMS divulga nova Classificação Internacional de Doenças (CID 11). Disponível em: <https://www.paho.org/bra/index.php?option=com_content&view=article&id=5702:oms-divulga-nova-classificacao-internacional-de-doencas-cid-11&Itemid=875>. Acesso em: 20 dez. 2020.

12. Organização Mundial da Saúde. Classificação estatística internacional de doenças e problemas relacionados à saúde: CID-10 – Décima revisão. Trad. do Centro Colaborador da OMS para a Família de Classificações Internacionais em Português. 3.ed. São Paulo: EDUSP, 1996.

13. Fausto-Sterling A. The dynamic development of gender variability. J Homosex. 2012;59(3):398-421.

14. Bonifacio HJ, Rosenthal SM. Gender variance and dysphoria in children and adolescents. Pediatr Clin North Am. 2015;62(4):1001-1016.

15. Skordis N, Kyriakou A, Dror S, Mushailov A, Nicolaides NC. Gender dysphoria in children and adolescents: an overview. Hormones (Athens). 2020;19(3):267-276.

16. Saraswat A, Weinand JD, Safer JD. Evidence supporting the biologic nature of gender identity. Endocr Pract. 2015;21(2):199-204.

17. Vélez MP, Arbuckle TE, Monnier P, Fraser WD. Female digit length ratio (2D:4D) and time-to-pregnancy. Hum Reprod. 2016 Sep;31(9):2128-34.

18. Meyer-Bahlburg HFL, Dolezal C, Baker SW, Ehrhardt AA, New MI. Gender development in women with congenital adrenal hyperplasia as a function of disorder severity. Arch Sex Behav. 2006;35(6):667-684.

19. Berenbaum SA, Meyer-Bahlburg HF. Gender development and sexuality in disorders of sex development. Horm Metab Res. 2015;47(5):361-366.

20. Kreukels BP, Guillamon A. Neuroimaging studies in people with gender incongruence. Int Rev Psychiatry. 2016;28(1):120-128.

21. Heylens G, Cuypere GD, Zucker KJ, Schelfaut C, Elaut E, Bossche HV et al. Gender identity disorder in twins: a review of the case report literature. J Sex Med. 2012;9(3):751-757.

22. Lombardo F, Toselli L, Grassetti D, Paoli D, Masciandaro P, Valentini F et al. Hormone and genetic study in male to female transsexual patients. J Endocrinol Invest. 2013;36(8):550-557.

23. Ujike H, Otani K, Nakatsuka M, Ishii K, Sasaki A, Oishi T et al. Association study of gender identity disorder and sex hormone-related genes. Prog Neuropsychopharmacol Biol Psychiatry. 2009;33(7):1241-1244.

24. Santos EC, Santana MVM, Ramos MM. Trajectories of development and socialization of trans Brazilian youth through self-portraits. Front Psychol. 2020; 11:133.

25. Wirtz AL, Poteat TC, Malik M, Glass N. Gender-based violence against transgender people in the United States: a call for research and programming. Trauma Violence Abuse. 2020;21(2):227-241.

26. Streed Jr. CG, McCarthy EP, Haas JS. Association between gender minority status and self-reported physical and mental health in the United States. JAMA Intern Med. 2017;177(8):1210-1212.

27. Virupaksha HG, Muralidhar D, Ramakrishna J. Suicide and suicidal behavior among transgender persons. Indian J Psychol Med. 2016;38(6):505-509.

28. Baral SD, Poteat T, Strömdahl S, Wirtz AL, Guadamuz TE, Beyrer C. Worldwide burden of HIV in transgender women: a systematic review and meta-analysis. Lancet Infect Dis. 2013; 13(3):214-222.

29. County of Los Angeles, USA; Department of Health Services. An epidemiologic profile of HIV and AIDS: Los Angeles County, 2004. HIV Epidemiology Program. Los Angeles County Department of Health Services, 2006.

30. Chow EP, Wilson DP, Zhang J, Jing J, Zhang L. Human immunodeficiency virus prevalence is increasing among men who have sex with men in China: findings from a review and meta-analysis. Sex Transm Dis. 2011;38(9):845-857.

31. Shields JP, Cohen R, Glassman JR, Whitaker K, Franks H, Bertolini I. Estimating population size and demographic characteristics of lesbian, gay, bisexual, and transgender youth in middle school. J Adolesc Health. 2013;52(2):248-250.

32. Achenbach TM. Manual for the child behavior checklist/4-18 and 1991 profile. Burlington, VT: University of Vermont, Department of Psychiatry, 1991.

33. Wood H, Sasaki S, Bradley SJ, Singh D, Fantus S, Owen-Anderson A et al. Patterns of referral to a gender identity service for children and adolescents (1976-2011): age, sex ratio, and sexual orientation. J Sex Marital Ther. 2013;39(1):1-6.

34. Zucker KJ. Epidemiology of gender dysphoria and transgender identity. Sex Health. 2017;14(5):404-411.

35. Eisenberg ME, Gower GL, McMorris BJ, Rider GN, Shea G, Coleman E. Risk and protective factors in the lives of transgender/gender nonconforming adolescents. J Adolesc Health. 2017;61(4):521-526.

36. Aitken M, Steensma TD, Blanchard R, VanderLaan DP, Wood H, Fuentes A et al. Evidence for an altered sex ratio in clinic-referred adolescents with gender dysphoria. J Sex Med. 2015;12(3): 756-763.

37. Achenbach TM, Rescorla LA. Manual for the ASEBA school-age forms & profiles. Burlington, VT: University of Vermont, Research Center for Children, Youth, & Families, 2001.

38. Surace T, Fusar-Poli L, Vozza L, Cavone V, Arcidiacono C, Mammano R et al. Lifetime prevalence of suicidal ideation and suicidal behaviors

in gender non-conforming youths: a meta-analysis. Eur Child Adolesc Psychiatry. 2020 Mar 13. doi.org/10.1007/s00787-020-01208-5. Online ahead of print.

39. Hwu H-G, Yeh E-K, Chang L-Y. Prevalence of psychiatric disorders in Taiwan defined by the Chinese Diagnostic Interview Schedule. Acta Psychiatr Scand. 1989;79(2):136-147.

40. Dhejne C, Öberg K, Arver S, Landén M. An analysis of all applications for sex reassignment surgery in Sweden, 1960-2010: prevalence, incidence, and regrets. Arch Sex Behav. 2014;43(8):1535-1545.

41. Judge C, O'Donovan C, Callaghan G, Gaoatswe G, O'Shea D. Gender dysphoria – Prevalence and co-morbidities in an Irish adult population. Front Endocrinol (Lausanne). 2014;5:87.

42. Becerra-Fernández A, Rodríguez-Molina JM, Asenjo-Araque N, Lucio-Pérez MJ, Cuchí-Alfaro M, García-Camba E et al. Prevalence, incidence, and sex ratio of transsexualism in the autonomous region of Madrid (Spain) according to healthcare demand. Arch Sex Behav. 2017;46(5):1307-1312.

43. Arcelus J, Bouman WP, Van Den Noortgate W, Claes L, Witcomb G, Fernandez-Aranda F. Systematic review and meta-analysis of prevalence studies in transsexualism. Eur Psychiatry. 2015;30(6):807-815.

44. Mello L, Perilo M, Braz CA, Pedrosa C. Políticas de saúde para lésbicas, gays, bissexuais, travestis e transexuais no Brasil: em busca de universalidade, integralidade e equidade. Sex Salud Soc (Rio J). 2011;9:7-28.

45. Almeida G, Murta D. Reflexões sobre a possibilidade da despatologização da transexualidade e a necessidade da assistência integral à saúde de transexuais no Brasil. Sex Salud Soc (Rio J). 2013;14:380-407.

46. Steensma TD, Kreukels BP, de Vries AL, Cohen-Kettenis PT. Gender identity development in adolescence. Horm Behav. 2013;64(2):288-297.

Capítulo 2

AVALIAÇÃO CLÍNICA NO TRANSTORNO DE IDENTIDADE DE GÊNERO

Marcelo Rocha Nasser Hissa

INTRODUÇÃO

Recentes estudos demonstram que a variação de gênero é um aspecto natural da experiência humana e que, ao fugir do conceito binário homem-mulher, adquire uma concepção mais fluida e complexa.[1] O desenvolvimento do gênero envolve fatores biológicos, psicológicos e culturais, sendo a disforia resultante da angústia ocasionada pela incongruência entre a identidade de gênero e o gênero atribuído. Nos anos mais recentes, tem ocorrido um significativo aumento na visibilidade de indivíduos cuja identidade de gênero não está alinhada com o sexo biológico, assim como daqueles que não se identificam com o gênero masculino ou feminino (não binário).[1] Esse aumento encoraja cada vez mais pacientes a procurarem assistência médica, tanto básica como especializada, para o diagnóstico e o tratamento da incongruência de identidade de gênero.[2]

Infelizmente, muitas escolas médicas negligenciam o aprofundamento do ensino acerca do diagnóstico, do tratamento e dos cuidados gerais de saúde necessários aos pacientes com disforia de gênero. Cabe à sensibilidade individual de cada médico-assistente compreender a apresentação de gênero para uma abordagem ética e eficaz do tratamento da incongruência.[3]

AVALIAÇÃO CLÍNICA INICIAL

Na consulta, é fundamental seguir os mesmos preceitos éticos do atendimento a pacientes com quaisquer outras patologias. Preferencialmente, refira-se ao paciente por meio de pronomes que se correlacionem ao gênero desejado. Deve-se encorajar que a equipe envolvida no atendimento se refira ao paciente pelo nome por ele escolhido, mesmo que ele ainda não tenha alterado a documentação oficial dele.[4] O tratamento deve ser individualizado, com base nas necessidades e nos objetivos específicos de cada paciente, uma vez que o grau de angústia experimentada em relação à disforia de gênero é altamente variável.[2] Os médicos devem estar cientes de que nem todos os pacientes com transtorno de identidade de gênero precisam ou desejam todos os elementos da terapia hormonal ou cirúrgica.[5]

Questionamentos sobre aspectos como a infância, os primeiros sinais de surgimento do transtorno, a puberdade e o convívio familiar podem ajudar a criar uma relação médico-paciente mais aberta e honesta. Diante de pacientes pediátricos, deve-se levar em consideração o fato de que 85% dos que apresentam início da incongruência no período pré-puberal não persistem com o quadro na adolescência ou vida adulta.[6] Estudos prospectivos demonstraram que a minoria que permanece com o quadro corresponde à parcela de pacientes com casos mais extremos de incongruência sexual.[7,8] Quadros clínicos que surgem ou continuam após os primeiros sinais de puberdade têm maior valor preditivo positivo de persistência na vida adulta.

DIAGNÓSTICO

A classificação de um diagnóstico está intimamente relacionada ao seu conceito. À luz dos novos conhecimentos adquiridos e da extensiva literatura médica produzida sobre os transtornos de identidade de gênero, a terminologia para esses casos tem sido frequentemente modificada. Um amplo espectro de rótulos é utilizado para definir a identidade; termos como pan, poli, omnigênero e gênero fluido como substituição de masculino, feminino e também transexual/transgênero são cada vez mais comuns. Essa mudança se reflete nas atualizações das terminologias feitas pelos sistemas de classificação do *Diagnostic and Statistical Manual of Mental Disorders* (DSM), da American Psychiatric Association (APA), e da Classificação Internacional de Doenças e Problemas Relacionados à Saúde (CID), da Organização Mundial da Saúde (OMS).[3]

A necessidade de atendimento multidisciplinar com clínico, psiquiatra, psicólogo, sexólogo, assistente social, equipe de cirurgia e grupo de apoio é fundamental para o diagnóstico e o sucesso terapêutico. Essa equipe deve atuar em sincronia e trabalhar sempre interligada diante da alta complexidade do quadro.

A equipe de saúde mental tem papel fundamental para o diagnóstico do transtorno de identidade de gênero (TIG). Os pacientes suspeitos devem ser avaliados por meio de critérios bem fundamentados e reconhecidos por sociedades médicas relevantes que tenham experiência com a condição (Tabela 1).

Os profissionais de saúde mental também têm como objetivo descartar patologias que possam mimetizar o TIG (p.ex., dismorfismos corporais, transtorno de integridade da identidade corporal, parafilias) e avaliar condições psiquiátricas concomitantes, como depressão, ansiedade e psicose. O acompanhamento da saúde mental deve ser iniciado no primeiro atendimento e durar até após os eventuais procedimentos cirúrgicos.[9]

No caso de crianças e adolescentes, a participação dos pais ou guardiões legais pode ajudar na coleta de informações sobre o desenvolvimento psicossexual do paciente. Os pais podem ainda auxiliar no processo de entendimento do tratamento pelo paciente, explicando as limitações medicamentosas e evitando expectativas não realistas. Deve-se também avaliar a capacidade da família de lidar com o estresse psicológico e de fornecer suporte necessário para um bom resultado.[9]

TABELA 1. CRITÉRIOS DIAGNÓSTICOS PARA DISFORIA DE GÊNERO.
Disforia de gênero em crianças segundo o DMS-5 – Dois critérios
A. Incongruência acentuada entre o gênero experimentado/expresso e o gênero designado de uma pessoa, com duração de pelo menos 6 meses, manifestada por, no mínimo, 6 dos seguintes 8 critérios (um deles deve ser o critério A1):
1. Forte desejo de pertencer ao outro gênero ou insistência de que um gênero é o outro (ou algum gênero alternativo diferente do designado)
2. Em meninos (gênero designado), uma forte preferência por *cross-dressing* (travestismo) ou simulação de trajes femininos; em meninas (gênero designado), uma forte preferência por vestir somente roupas masculinas típicas e uma forte resistência a vestir roupas femininas típicas
3. Forte preferência por papéis transgêneros em brincadeiras de faz de conta ou de fantasias
4. Forte preferência por brinquedos, jogos ou atividades tipicamente usados ou preferidos por outro gênero
5. Forte preferência por brincar com pares do outro gênero

(continua)

(continuação)

TABELA 1. CRITÉRIOS DIAGNÓSTICOS PARA DISFORIA DE GÊNERO.

6. Em meninos (gênero designado), forte rejeição de brinquedos, jogos ou atividades tipicamente masculinas e forte evitação de brincadeiras agressivas e competitivas; em meninas (gênero designado), forte rejeição de brinquedos, jogos e atividades tipicamente femininas

7. Forte desgosto com a própria anatomia sexual

8. Desejo intenso por características sexuais primárias e/ou secundárias compatíveis com o gênero experimentado

B. A condição está associada a sofrimento clinicamente significativo ou a prejuízo no funcionamento social, acadêmico ou em outras áreas importantes da vida do indivíduo

Disforia de gênero em adolescentes e adultos segundo o DMS-5 – Dois critérios

A. Incongruência acentuada entre o gênero experimentado/expresso e o gênero designado de uma pessoa, com duração de pelo menos 6 meses, manifestada por, no mínimo, 2 dos seguintes 6 critérios:

1. Incongruência acentuada entre o gênero experimentado/ expresso e as características sexuais primárias e/ou secundárias (ou, em adolescentes jovens, as características sexuais secundárias previstas)

2. Forte desejo de livrar-se das próprias características sexuais primárias e/ou secundárias em razão de incongruência acentuada com o gênero experimentado/expresso (ou, em adolescentes jovens, desejo de impedir o desenvolvimento das características sexuais secundárias previstas)

3. Forte desejo pelas características sexuais primárias e/ou secundárias do outro gênero

4. Forte desejo de pertencer ao outro gênero (ou a um gênero alternativo diferente do designado)

(continua)

(continuação)

TABELA 1. CRITÉRIOS DIAGNÓSTICOS PARA DISFORIA DE GÊNERO.
5. Forte desejo de ser tratado como o outro gênero (ou como algum gênero alternativo diferente do designado)
6. Forte convicção de ter sentimentos e reações típicos do outro gênero (ou de algum gênero alternativo diferente do designado)
B. A condição está associada a sofrimento clinicamente significativo ou prejuízo no funcionamento social, profissional ou em outras áreas importantes da vida do indivíduo
Transexualismo segundo a CID-10 – Três critérios
1. O desejo de viver e ser aceito como um membro do sexo oposto, geralmente acompanhado pelo desejo de fazer seu corpo tão congruente quanto possível com o sexo preferido por meio de cirurgia e tratamentos hormonais
2. A identidade transgênero está presente persistentemente há pelo menos 2 anos
3. O distúrbio não é um sintoma de outro transtorno mental, de uma anormalidade genética ou de desordem do desenvolvimento sexual ou cromossômica

Fonte: adaptada de APA e OMS.[10,11]

DECISÃO CLÍNICA

Durante a avaliação, o clínico deve, por meio da anamnese e do exame físico, obter informações relevantes que colaborem com quatro importantes tomadas de decisão:

- decidir se o indivíduo cumpre os critérios para tratamento de incongruência de gênero (DSM-5) ou transexualismo (DSM-5 e/ou CID-10);

- informar sobre possibilidades e limitações de vários tipos de tratamento (hormonal, cirúrgico e não hormonal);
- fornecer informações acuradas sobre os resultados do tratamento e evitar expectativas inatingíveis;
- avaliar se as intervenções médicas podem acarretar resultados psicológicos e sociais desfavoráveis.

É também responsabilidade do profissional da saúde investigar condições médicas potenciais de exacerbação resultante do tratamento medicamentoso, como doença tromboembólica, doença hepática, estímulo à proliferação de células cancerígenas, hipertensão arterial, doenças coronarianas e eritrocitose.

Um outro ponto fundamental é discutir sobre a questão da fertilidade já na primeira consulta com pacientes mais jovens e especialmente com homens transgênero, já que muitos desejam ter filhos.[9] Opções de preservação da fertilidade também devem ser discutidas,[9] com a possibilidade de congelamento de óvulos ou espermatozoides.

A partir das fases finais da puberdade, com a espermatogênese, já é possível a realização de coleta e a criopreservação de espermatozoides. Com o uso prolongado de estrógeno, não se sabe se ocorre restauração da produção após a suspenção hormonal.[12] Ademais, alguns dados da literatura sugerem a ocorrência de azoospermia irreversível.[12] São desconhecidos também os efeitos da testosterona na função ovariana, existindo vários casos de gestação em homens transgênero após a suspenção hormonal.[10] Estudos de histologia ovariana demonstraram tecido funcional mesmo após um ano de uso de testosterona.[13] Em caso de gravidez, esse hormônio deve ser imediatamente suspenso, já que é classificado como medicação de categoria X para uso na gestação, podendo causar dano fetal.

BINDERS

Uma preocupação médica específica e pouco estudada na abordagem inicial de homens transgênero é o uso de *binders* (Figura 1). *Binders* são ataduras torácicas cuja função é comprimir o tecido mamário a fim de criar uma aparência mais plana do tórax, disfarçando o volume da mama. Estudos demonstraram que, apesar de reduzir a disforia de gênero, os *binders* podem causar bastante desconforto físico e levar a mudanças na elasticidade da pele, irritação dermatológica, hematomas, fratura de costelas, pneumotórax, infecção, *rash* cutâneo, dentre outros efeitos (Tabela 2).[14] O excesso de pele com ptose e diminuição da elasticidade podem ainda contribuir para piores desfechos cirúrgicos em pacientes que fazem cirurgia mamária.

Para mitigar seus potenciais efeitos deletérios, recomenda-se uso de *binders* de tamanho correto, evitando o uso de bandagens elásticas, fita adesiva ou plástico. Eles devem ser removidos durante o sono e seu uso deve ser limitado a, no máximo, 8 a 12 horas por dia.[15] O médico-assistente deve, ainda, recomendar "dias de folga" quando possível, orientar quanto à boa higiene da pele e tratar os sintomas à medida que surgem. É importante evitar recomendações categóricas contra o uso de *binders* em razão dos seus efeitos positivos na saúde

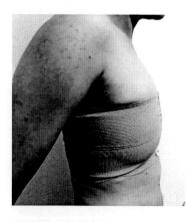
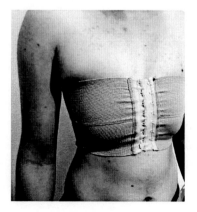

FIGURA 1. *Binder.*
Fonte: acervo pessoal do autor.

mental e na qualidade de vida. Sutiãs esportivos, de neoprene ou de compressão atlética podem ser as opções mais seguras.[14]

TABELA 2. PRINCIPAIS EFEITOS COLATERAIS DO USO DE *BINDERS*.
Dores
Dor torácica
Dor em ombro
Lombalgia
Mastalgia
Dor abdominal
Alterações musculoesqueléticas
Fratura de coluna
Má postura
Desconforto em articulação de ombro
Alterações de coluna e costela
Alterações neurológicas
Tonturas
Cefaleia
Parestesia
Alterações gastrointestinais
Pirose
Alterações respiratórias
Dispneia
Tosse persistente
Infecções respiratórias
Pneumotórax

(continua)

(continuação)

TABELA 2. PRINCIPAIS EFEITOS COLATERAIS DO USO DE *BINDERS*.
Alterações dermatológicas
Prurido
Edema
Acne e foliculite
Infecção de pele

Fonte: adaptada de Peitzmeier et al.[14]

EXPERIÊNCIA DA VIDA REAL

Experiência de vida real (previamente denominada "teste de vida real") é o período de transição do papel social de gênero em que indivíduos vivem em tempo integral como sua identidade de gênero preferida em todos os aspectos da vida. A experiência transmite ao paciente o que esperar de sua vida pessoal, de sua família, do trabalho e de sua comunidade antes de ser submetido a um tratamento potencialmente irreversível.

A experiência deve ser encorajada pela equipe multidisciplinar, já que, por meio dela, é possível obter valiosas informações sobre os pacientes durante a transição social, observando como eles enfrentam os desafios que surgem e determinando até que ponto eles são apoiados pela família, amigos e colegas.[2] A ausência dessa etapa pode ser um dos principais fatores que levam ao arrependimento de pacientes após se submeterem à cirurgia.[5]

TERMO DE CONSENTIMENTO INFORMADO

Diante das consideráveis consequências da terapia hormonal e das intervenções cirúrgicas, é de suma importância a obtenção do consentimento informado para tratar disforia de gênero. Assim, antes de iniciar a terapia hormonal ou qualquer intervenção cirúrgica, o consentimento informado do paciente deve ser obtido e documentado no prontuário médico.[2]

A assinatura do termo de consentimento ajuda os pacientes a entenderem melhor o processo de tratamento. Nesse termo, devem constar dados sobre os hormônios utilizados e seus efeitos colaterais, assim como sobre a questão da fertilidade e esclarecimentos sobre cirurgias. Ao assiná-lo, o paciente se compromete com o tratamento e todos os seus cuidados, evitando a automedicação e os erros de posologia. Nos anexos deste livro, há dois modelos de termo de consentimento.

ABORDAGEM CLÍNICA

Idealmente, o tratamento medicamentoso deve ser iniciado após ampla discussão com a equipe multidisciplinar, quando o diagnóstico estiver estabelecido e o paciente for encaminhado para a psicologia. O tempo mínimo necessário de psicoterapia depende da rotina de cada centro de atendimento, podendo variar de 4 meses até 2 anos.[16] O objetivo do tratamento é permitir que o paciente se sinta mais confortável e, dessa forma, reforce a sua segurança psicológica.

Antes de iniciar o tratamento, deve-se pesquisar se os pacientes se encaixam em critérios clínicos para tratamento hormonal (Tabela 3) e se não possuem condições médicas que possam ser exacerbadas pelo uso ou deprivação de esteroides.[17] Os adolescentes são elegíveis para início do tratamento quando tiverem o diagnóstico estabelecido por profissionais de saúde mental que tenham experiência com pacientes dessa faixa etária. Adolescentes devem também fornecer o consentimento, seja por decisão própria ou dos responsáveis, se não tiverem idade legal para a tomada de decisão.[9] Um endocrinologista pediátrico deve participar do processo, confirmando o início da puberdade e a ausência de contraindicações.

TABELA 3. CRITÉRIOS PARA TRATAMENTO HORMONAL EM ADULTOS.
1. Disforia/incongruência de gênero persistente e bem documentada
2. Capacidade de tomar uma decisão plenamente informada e consentir ao tratamento
3. A idade da maioridade, consentida segundo as leis do país
4. Preocupações com a saúde mental, se presentes, devem ser razoavelmente bem controladas

Fonte: adaptada de Hembree et al. e OPAS.[9,13]

O dano medicamentoso deve ser obviamente evitado, principalmente em pacientes sem incongruência de gênero ou naqueles que, mesmo com diagnóstico estabelecido, não se beneficiam das mudanças físicas causadas pelo tratamento. É importante avaliar a capacidade do paciente de aderir ao tratamento e seguir as instruções recomendadas pelo médico.

Exames de imagem são imprescindíveis para descartar doenças oncológicas ou patologias que podem ser desencadeadas durante o tratamento. Exames laboratoriais também devem ser solicitados na primeira consulta para que se tenha uma base dos valores hormonais pré-tratamento e se possa mensurar a resposta terapêutica no futuro, assim como para mitigar alterações metabólicas consequentes ao uso de esteroides.

CONCLUSÃO

A conceituação de disforia de gênero mudou bastante ao longo do tempo, seja pelo clima social e político que a sociedade se encontra nos dias atuais, seja pela carência de evidências para apoiar teorias psicológicas e biológicas sobre disforia de gênero. Ainda assim, baseando-se em diretrizes de organizações médicas e governamentais, é possível fornecer um atendimento ético e respaldado por dados científicos a pacientes com TIG. Cuidado em especial deve ser dispensado aos pacientes pré-púberes, já que, nessa faixa etária, o quadro tende a desvanecer com a chegada da puberdade.

O atendimento deve ser realizado por equipe multidisciplinar sincronizada para atendimento tanto dos aspectos clínicos gerais como dos mentais. É imperativo investigar e tratar outras condições médicas pré-existentes que possam ser exacerbadas pelo tratamento medicamentoso ou cirúrgico. A fertilidade deve ser discutida mesmo no caso de pacientes mais jovens.

Antes de iniciar o tratamento medicamentoso, é importante que um termo de consentimento informado seja assinado pelo paciente (ou por seus responsáveis) e que ele seja submetido à experiência de vida real, a fim de se identificar eventuais dificuldades ao adotar o papel do gênero pretendido.

REFERÊNCIAS

1. Golden RL, Oransky M. An intersectional approach to therapy with transgender adolescents and their families. Arch Sex Behav. 2019;48(7):2011-2025.
2. Hadj-Moussa M, Ohl DA, Kuzon Jr. WM. Evaluation and treatment of gender dysphoria to prepare for gender confirmation surgery. Sex Med Rev. 2018;6(4):607-617.
3. Beek TF, Cohen-Kettenis PT, Kreukels BPC. Gender incongruence/gender dysphoria and its classification history. Int Rev Psychiatry. 2016;28(1):5-12.
4. Mello L, Perilo M, Braz CA, Pedrosa C. Políticas de saúde para lésbicas, gays, bissexuais, travestis e transexuais no Brasil: em busca de universalidade, integralidade e equidade. Sex Salud Soc (Rio J). 2011;9:7-28.

5. Djordjevic ML, Bizic MR, Duisin D, Bouman MB, Buncamper M. Reversal surgery in regretful male-to-female transsexuals after sex reassignment surgery. J Sex Med. 2016;13(6):1000-7.
6. Steensma TD, Kreukels BPC, de Vries ALC, Cohen-Kettenis PT. Gender identity development in adolescence. Horm Behav. 2013;64(2):288-297.
7. Steensma TD, Biemond R, de Boer F, Cohen-Kettenis PT. Desisting and persisting gender dysphoria after childhood: a qualitative follow-up study. Clin Child Psychol Psychiatry. 2011;16(4):499-516.
8. Steensma TD, McGuire JK, Kreukels BPC, Beekman AJ, Cohen-Kettenis PT. Factors associated with desistence and persistence of childhood gender dysphoria: a quantitative follow-up study. J Am Acad Child Adolesc Psychiatry. 2013;52(6):582-590.
9. Hembree WC, Cohen-Kettenis PT, Gooren L, Hannema SE, Meyer WJ, Murad MH et al. Endocrine treatment of gender-dysphoric/gender-incongruent persons: an endocrine society clinical practice guideline. J Clin Endocrinol Metab. 2017;102(11):3869-3903.
10. American Psychiatric Association (APA). Diagnostic and statistical manual of mental disorders. 5.ed. Arlington, VA: American Psychiatric Association Publishing, 2013.
11. Organização Mundial da Saúde. Classificação estatística internacional de doenças e problemas relacionados à saúde: CID-10 – Décima revisão. Trad. do Centro Colaborador da OMS para a Família de Classificações Internacionais em Português. 3.ed. São Paulo: EDUSP, 1996.
12. Rosenthal SM. Transgender youth: current concepts. Ann Pediatr Endocrinol Metab. 2016;21(4):185-192.
13. Organização Pan-Americana de Saúde (OPAS). OMS divulga nova Classificação Internacional de Doenças (CID 11). Publicado em: 18 jun. 2018. Disponível em: <https://www.paho.org/bra/index.php?option=com_content&view=article&id=5702:oms-divulga-nova-classificacao-internacional-de-doencas-cid-11&Itemid=875>. Acesso em: 20 dez. 2020.

14. Peitzmeier S, Gardner I, Weinand J, Corbet A, Acevedo K. Health impact of chest binding among transgender adults: a community-engaged, cross-sectional study. Cult Health Sex. 2017;19(1):64-75.
15. Jarrett BA, Corbet AL, Gardner IH, Weinand JD, Peitzmeier SM. Chest binding and care seeking among transmasculine adults: a cross-sectional study. Transgend Health. 2018;3(1):170-178.
16. Costa EMF, Mendonça BB. Terapia hormonal no transexualismo. In: Vieira T, Paiva LAS (eds). Identidade sexual e transexualidade. São Paulo: Editora Roca, 2009. pp.111-123.
17. Drescher J, Cohen-Kettenis P, Winter S. Minding the body: situating gender identity diagnoses in the ICD-11. Int Rev Psychiatry. 2012;24(6):568-577.

BIBLIOGRAFIA CONSULTADA

Chen D, Simons L, Johnson EK, Lockart BA, Finlayson C. Fertility preservation for transgender adolescents. J Adolesc Health. 2017;61(1):120-123.

Light AD, Obedin-Maliver J, Sevelius JM, Kerns JL. Transgender men who experienced pregnancy after female-to-male gender transitioning. Obstet Gynecol. 2014;124(6):1120-1127.

Roo CD, Lierman S, Tilleman K, Peynshaert K, Braeckmans K, Caanen M et al. Ovarian tissue cryopreservation in female-to-male transgender people: insights into ovarian histology and physiology after prolonged androgen treatment. Reprod Biomed Online. 2017;34(6):557-566.

Wierckx K, Caenegem EV, Pennings G, Elaut E, Dedecker D, de Peer FV et al. Reproductive wish in transsexual men. Hum Reprod. 2012;27(2):483-487.

Capítulo 3

AVALIAÇÃO PSIQUIÁTRICA NO TRANSTORNO DE IDENTIDADE DE GÊNERO

José Henrique Sousa Luz
Lícia Marah Figueredo de Mesquita

INTRODUÇÃO

A transgeneridade é atualmente concebida como um campo promissor que vem se consolidando enquanto área nos estudos sobre gênero. No âmbito das ciências humanas, tal tema busca problematizar e rediscutir os conceitos de gênero e de sexo biológico, expandindo as suas compreensões de forma a pluralizá-las enquanto identidades e sexualidades variadas. Transgênero é um conceito genérico utilizado para classificar indivíduos cuja identidade difere do gênero culturalmente associado ao sexo de nascimento. Assim, pessoas transgêneros definem sua identidade de gênero e a expressam de formas diversas, seja como homem, mulher ou por meio de categorias que se eximem do binarismo biológico (por exemplo, *genderqueer*, gênero fluido, não binário, dentre outras). Entretanto, em muitas culturas, os papéis de gênero ainda são definidos de acordo com o binarismo masculino/feminino, causando, nas pessoas que não se enquadram nesse modelo, maior vulnerabilidade a estigmas e marginalização social, o que pode afetar negativamente sua saúde mental.[1]

Nesse contexto, o presente capítulo tem como principal objetivo discutir aspectos da avaliação psiquiátrica em pessoas que vivenciam a incongruência de gênero. Inicialmente, será realizada uma apresentação sobre como essa condição é abordada nos principais manuais diagnósticos utilizados no campo da psiquiatria, a qual será seguida de um debate sobre o contemporâneo processo de despatologização das identidades trans. Em sequência, serão discutidos alguns pontos relacionados à prevalência de morbidades psiquiátricas nessa população e, por fim, será feita uma explanação acerca do papel que o psiquiatra pode desempenhar no processo de afirmação de gênero.

INCONGRUÊNCIA DE GÊNERO E DISFORIA DE GÊNERO NOS MANUAIS DE CLASSIFICAÇÃO DIAGNÓSTICA

O termo classificação é definido como um vocábulo feminino com ação ou efeito de classificar, agrupar em classes de acordo com um sistema e/ou método.[1] Em medicina, classificam-se os fenômenos reduzindo a sua complexidade em categorias de acordo com parâmetros preestabelecidos para diversos propósitos, dentre eles, alinhar a compreensão fenomenológica em uma linguagem padronizada de forma singular, viabilizando, dessa forma, a comunicação entre pares.[2] Sabe-se que as descrições e classificações em psiquiatria remontam à Grécia Antiga, mas foi somente no período pós-socrático, durante o século V a.C., que foram instituídas as primeiras classificações em saúde mental com Hipócrates, médico que descreveu cinco síndromes psiquiátricas. Desde então, cada época categoriza os fenômenos psicopatológicos à sua compreensão.[3]

Atualmente, podem ser apontados dois importantes manuais de classificações diagnósticas: a Classificação Estatística Internacional de Doenças e Problemas Relacionados à Saúde (CID) e o *Diagnostic and Statistical Manual of Mental Disorders* (DSM).

A CID é um sistema de classificação internacionalmente utilizado e vigente em nosso país que classifica e codifica as expressões patológicas e condições associadas à saúde. A primeira edição da CID foi realizada pelo Instituto Internacional de Estatística, em 1893, com o objetivo principal de rastrear estatísticas de mortalidade. A CID, que teve a sua décima versão publicada em 1992, é chancelada pela Organização Mundial da Saúde (OMS).[4]

Por sua vez, o DSM é um sistema de classificação psiquiátrica publicado pela primeira vez em 1952, pela American Psychiatric Association (APA), nos Estados Unidos da América (EUA), com o objetivo de se tornar o manual classificatório oficial daquele país. No entanto, obteve notoriedade internacional e é amplamente adotado em diversos países. A sua quinta edição (DSM-5) foi publicada no ano de 2013 e buscou harmonizar as estatísticas nacionais e internacionais.[5]

As expressões da sexualidade que podem ser compreendidas na esfera da vivência transgênero remontam a registros mitológicos e à história das religiões (cristãs e hindus, por exemplo), das diversas etnias e da ciência médica. No entanto, como entidade clínica, a terminologia transexual surgiu no século XX, sendo Magnus Hirschfeld o pioneiro na disseminação do termo ao se referir às pessoas que se percebiam diferentes do gênero designado ao nascimento. O entendimento da vivência trans, à época, associava-se a "desvios sexuais", como o travestismo.[6] Em 1975 e em 1980, com as respectivas publicações da 9ª edição da CID e da 3ª edição do DSM, o fenômeno transgênero foi expresso como algo distinto desses desvios. A despeito da tentativa de distanciamento dos comportamentos sexuais desviantes, a transgeneridade permaneceu compreendida como uma condição patológica associada aos transtornos mentais em consequência de sua alocação específica nas atuais edições da CID e do

DSM, respectivamente nos capítulos sobre "Transtornos da identidade sexual" e "Disforia de gênero".[5,7]

Os debates instituídos na esfera das classificações médicas em torno da transgeneridade vêm se aprofundando em complexidade e diferindo quanto à nosologia considerada patologizante. Esses debates são motivados e influenciados por diversos setores sociais e críticos de diversas áreas do saber. Na versão vigente do DSM (5ª edição), buscou-se adotar mudanças que resultassem na redução do estigma e que garantissem o acesso aos cuidados e bens de consumo relacionados à saúde. A terminologia designada transtorno da identidade de gênero, da 4ª edição do DSM, é retirada do manual para dar lugar a uma nova classe diagnóstica, a disforia de gênero, que se aparta do termo transtorno e reflete uma modificação profunda na compreensão da vivência da incongruência de gênero, entendida como um sofrimento específico que pode acompanhar essa condição.[8]

Observa-se, no entanto, intensa mudança paradigmática na 11ª edição da CID, que deverá entrar em vigor em meados de 2022. Compreendendo a pluralidade das vivências ligadas ao gênero, a OMS substitui a terminologia transtornos da identidade sexual por incongruência de gênero, modifica o seu capítulo, alocando-a em "Condições relacionadas à saúde sexual", e torna o diagnóstico isento da condição de sofrimento. Essa nova classificação busca fortemente se aproximar das necessidades do indivíduo por meio de diretrizes que priorizem as boas práticas em saúde.[9]

As categorias nosológicas em vigência possuem objetivos diversos, dentre os quais, a adoção de uma linguagem homogênea entre pares, como já citado. Ademais, sua instituição pode resvalar positivamente na qualificação do profissional da saúde e na especialização de seus serviços. No entanto, sabe-se que uma categoria nosológica pode transcorrer no falso erro do poder diagnóstico e na compreensão imprecisa ou distorcida de suas definições. A forma como as classificações nosológicas acerca da transgeneridade foram construídas pode ter contribuído sobremaneira para ratificar o pensamento histórico-social promotor de estigmatização, marginalização e vitimização dos indivíduos que vivenciam uma variação de gênero, inclusive nos ambientes de saúde. O legado da estigmatização pode influenciar de forma adversa as interações com os profissionais das categorias de saúde, reduzindo a oferta e a qualidade de seus cuidados.[10]

DESPATOLOGIZAÇÃO DAS IDENTIDADES TRANS

Historicamente, a variabilidade de gênero foi associada a desvios sexuais, sendo compreendida, portanto, como uma patologia da sexualidade expressa. Essas categorias nosológicas foram profundamente questionadas pelos movimentos sociais que afloraram a partir da metade do século XIX.[11] Esses movimentos questionavam o construto social dos dois sexos entendidos como formas opostas e complementares, com comportamentos característicos únicos e associados à genitália específica. Segundo Foucault, vincular o comportamento ao sexo, o gênero à genitália e definir o feminino pela presença de vagina e o masculino, do pênis, remonta ao século XIX, quando se considerava que o sexo continha a verdade última do ser humano. Nesse cenário, gênero se tornava um construto social necessário para a manutenção de uma ordem socioeconômica maior. Ensejando o corpo crítico às normas vigentes de gênero, emerge, então, a teoria *queer*, que considera a orientação e a identidade sexuais como construtos sociais, questionando, portanto, os papéis de gênero biologicamente inscritos. Os pressupostos anteriormente citados têm sofrido desgastes ao longo das últimas décadas, recebendo impactos que vêm influenciando a transformação das normas de gênero vigentes.[12]

No início do século XXI, o movimento para a despatologização das identidades trans cresce de forma exponencial. É na Espanha que se inicia uma campanha denominada Stop Trans Pathologization (STP), que se consolidou como uma plataforma internacional forjada para incentivar a realização de ações pela despatologização dessas identidades em diferentes partes do mundo. Atualmente, a STP conta com mais de 400 grupos espalhados pelos diversos continentes.[13] Buscando consolidar em definitivo o movimento para a despatologização das identidades trans, a World Professional Association for Transgender Health (WPATH), em sua sétima versão das "Normas de atenção à saúde das pessoas trans e com variabilidade de gênero", afirma que "a expressão das características de gênero, incluindo as identidades, que não estão associadas de maneira estereotipada com o sexo atribuído ao nascer, é um fenômeno humano comum e culturalmente diverso que não deve ser julgado como inerentemente patológico ou negativo".[14]

Como já mencionado, recentemente a OMS retirou a condição trans da categoria de transtornos mentais na CID-11, evidenciando a compreensão de que inexiste um corpo de evidências robustas que ratifique tal identidade como patológica. No entanto, busca-se assegurar o direito das pessoas trans aos mecanismos especializados de saúde, alocando a incongruência de gênero no capítulo "Condições relacionadas à saúde sexual". Dessa feita, compreende-se que essa reconceitualização poderá finalmente acarretar a diminuição das práticas estigmatizantes nos ambientes de saúde, bem como ajudar a forjar novos papéis para os profissionais dessas categorias. A abordagem contemporânea dos profissionais de saúde direcionada às vivências plurais de gênero deve buscar a afirmação da existência própria da pessoa e a harmonização da sua expressão de gênero, com vistas a dirimir as iniquidades e o estresse recorrentemente experimentado por essa população.[9,15]

SAÚDE MENTAL E MORBIDADES PSIQUIÁTRICAS

Muitas pesquisas têm ressaltado uma maior prevalência de disparidades de saúde mental e sofrimento psíquico entre as pessoas trans em comparação com a população geral. Por exemplo, nos EUA, a prevalência de depressão em adultos trans é estimada em mais de 50%, em comparação com uma prevalência estimada de 30% entre a população geral. Além disso, a prevalência de tentativas de suicídio ao longo da vida entre adultos trans é estimada entre 32 e 41%, em comparação com menos de 9% entre a população geral e cerca de 10 a 20% entre lésbicas, gays e bissexuais adultos. Inúmeros estressores decorrentes dos estigmas sociais enfrentados pelas pessoas trans estão associados a essas disparidades de saúde mental. A discriminação, a rejeição, a violência e a exclusão provenientes do não reconhecimento da identidade de gênero desses indivíduos geram efeitos adversos sobre a saúde mental, tornando-os uma população vulnerável ao adoecimento psíquico. Assim, é importante que a avaliação da saúde mental inclua a análise dos fatores contextuais envolvidos na produção desses estados de vulnerabilidade.[16,17]

Nesse cenário, os estudos científicos têm encontrado uma maior tendência de pessoas trans em desenvolver sintomas compatíveis com transtornos de humor, transtornos de ansiedade, transtorno de estresse pós-traumático, transtornos psicóticos, transtornos de personalidade, transtorno de déficit de atenção e hiperatividade, transtorno do espectro autista, abuso e dependência de substâncias psicoativas, bem como uma maior prevalência de autolesões não suicidas e ideações suicidas.[9,16,18-20] No que tange a um maior risco de tentativas de suicídio, podem ser identificados os seguintes preditores: jovens, diagnóstico de depressão, histórico de tratamento por uso de substâncias psicoativas, história de abuso sexual, discriminação e vitimização de gênero. Dessa forma, é imprescindível a implementação de medidas que operem na prevenção de suicídio entre esses indivíduos, incluindo intervenções que promovam o aumento da aceitação social da comunidade trans e o combate aos preconceitos relacionados ao gênero. É crucial assinalar que os quadros psicopatológicos que acometem esse grupo não são propriamente inerentes à sua condição trans, sendo muito mais uma resultante da complexa interação e do somatório de vulnerabilidades e de atitudes negativas perpetradas contra essas pessoas.[9,21]

Pesquisas contemporâneas também revelam que pessoas trans encontram imensas barreiras no acesso aos cuidados de saúde. Um dos principais fatores envolvidos é o medo que esses indivíduos têm de serem patologizados pelas equipes de saúde. Ainda há poucos dados científicos sobre como a saúde mental das pessoas trans está relacionada às interações com os profissionais dos serviços de saúde, mas, no cotidiano, são perceptíveis os desdobramentos negativos quando, por exemplo, os profissionais desconhecem ou não entendem as necessidades de saúde das pessoas trans ou quando desconsideram as diferenças entre sexo biológico, gênero e orientação sexual. Esses elementos contribuem para que os profissionais patologizem tais indivíduos, dificultando a prática de um atendimento adequado. Essa falta de informação facilita a perpetuação de estigmas e a ocorrência de assédio e maus-tratos, contribuindo para o medo e a vitimização das pessoas trans em ambientes de saúde. Considerando-se que o acesso digno à assistência médica pode beneficiar sobremaneira a saúde mental, os prestadores de cuidados precisam de treinamento e educação contínuos para melhorar o atendimento a pacientes trans, bem como necessitam trabalhar em profundidade a sua própria subjetividade para entrarem em contato com os próprios preconceitos a fim de não reproduzi-los em suas condutas profissionais.[18,20,21]

A afirmação de gênero, enquanto processo interpessoal e social que proporciona o reconhecimento da identidade de gênero do indivíduo, pode melhorar a saúde mental por meio de efeitos diretos sobre o bem-estar psíquico e por conta da consequente redução da exposição a estressores, como discriminação e violência. Além do tratamento hormonal e da realização de cirurgias, alterar o nome e a especificação de gênero em documentos de identidade pode ser uma etapa crucial da afirmação legal e social do gênero experimentado. As pessoas trans que conseguem obter a concordância de seus documentos de identificação com sua identidade de gênero têm menor prevalência de sofrimento psíquico grave, incluindo ideação e planejamento suicidas.[17]

PAPEL DO PSIQUIATRA NO PROCESSO DE AFIRMAÇÃO DE GÊNERO

A incongruência de gênero, por si só, não necessita de tratamento por parte dos profissionais da área da saúde mental. Contudo, existem circunstâncias em que esses indivíduos podem se beneficiar do acompanhamento psiquiátrico e/ou psicológico. As pessoas com incongruência de gênero podem buscar atendimento psiquiátrico pelos mais variados motivos, como trabalhar questões relacionadas à identidade e à expressão de gênero, buscar avaliação e encaminhamento para o processo de afirmação de gênero, solicitar suporte psíquico para si ou para membros da família e/ou parcerias, bem como procurar assistência sobre questões não relacionadas ao gênero. Assim, a despeito de qual seja a razão da consulta, tais profissionais devem exercer sua função com acolhimento, sensibilidade, respeito, cuidado e competência técnica. A avaliação psiquiátrica deve considerar o indivíduo com incongruência de gênero em seus aspectos mais amplos e complexos, concedendo importância a suas dimensões de plena consciência, razão, responsabilidade social, vontade e capacidade de entendimento dos fatos, além de observar a possível presença de condições psicopatológicas.[14,21,22]

Atualmente, a psiquiatria é uma das categorias profissionais que compõem as equipes multidisciplinares para o acompanhamento do indivíduo durante o processo de afirmação de gênero em vários serviços especializados do mundo. Dentre suas atribuições, o psiquiatra pode desempenhar a função de reconhecer e diagnosticar condições de sofrimento psíquico existentes, como transtornos de humor, ansiosos, psicóticos, de personalidade, risco de suicídio, uso de substâncias psicoativas, disfunções sexuais, etc. Dessa forma, o psiquiatra pode avaliar aspectos como: a relação entre a incongruência de gênero de um indivíduo e o seu ajustamento psicossocial a essa condição; o impacto da não conformidade de gênero sobre a saúde mental; a presença e a disponibilidade da rede de suporte, analisando minuciosamente os dados sobre a história de vida dessas pessoas, incluindo os relacionamentos familiares e os demais vínculos estabelecidos. Alguns indivíduos podem necessitar da prescrição de medicações para aliviar os sintomas de transtornos mentais em curso, devendo essa prática ser exercida de acordo com a singularidade de cada caso. A existência de problemas de saúde mental não elimina a possibilidade de a pessoa empreender o processo de afirmação de gênero. Todavia, essas condições devem ser adequadamente diagnosticadas e tratadas anterior ou simultaneamente ao referido processo. Tais cuidados possibilitam que os indivíduos exerçam, com autonomia e segurança, a sua capacidade de prestar consentimento informado a respeito dos tratamentos médicos demandados. Quadros depressivos e ansiosos, por exemplo, tendem a dificultar a tomada de decisões mais racionais relativas ao processo de mudanças corporais e sociais. O tratamento desses sintomas é de valiosa relevância para que o processo seja vivenciado pelas pessoas sem severas preocupações. A adequada abordagem terapêutica dos quadros psicopatológicos, além de acarretar o bem-estar global ao paciente, pode contribuir, inclusive, para uma recuperação mais célere e uma maior satisfação após as cirurgias.[14,22,23]

Ademais, também é válido e prudente avaliar se a incongruência de gênero pode ser uma manifestação secundária a uma condição psiquiátrica. Nesse contexto, torna-se relevante o discernimento entre a incongruência de gênero propriamente dita e a presença de manifestações de não conformidade de gênero que possam ser decorrentes de um processo psicopatológico em curso, como transtorno dismórfico corporal, deficiência intelectual ou transtornos psicóticos. Por exemplo, algumas pesquisas mostram que 25% dos indivíduos diagnosticados com esquizofrenia podem apresentar uma identificação com o gênero oposto àquele designado ao nascimento em alguma fase de suas vidas.[9,14,24]

Outra notável função que o psiquiatra pode entabular é a educação e a orientação sobre a diversidade de identidades e expressões de gênero, bem como sobre as possibilidades de recursos disponíveis para lidar com a incongruência de gênero, a fim de facilitar a construção de um papel de gênero confortável para aquele indivíduo. Essas estratégias também podem incluir o encaminhamento para psicoterapia individual, familiar ou grupal e o acesso a recursos comunitários. Dessa maneira, podem ser discutidas implicações a curto e longo prazos acerca das possíveis mudanças no papel de gênero não somente pela via de intervenções médicas, mas também por meio de abordagens sociais, laborais, financeiras e jurídicas.[14]

Quando necessário, o psiquiatra também pode avaliar a elegibilidade do paciente e seu encaminhamento para a terapia hormonal e para a realização de cirurgias de afirmação de gênero. As pessoas que solicitam tais procedimentos devem estar preparadas psiquicamente para consentir ao tratamento com segurança e aderir ao uso adequado das medicações e aos cuidados pré e pós-cirúrgicos, estando plenamente informadas sobre os riscos e benefícios, bem como sobre as possíveis repercussões psicossociais desses tratamentos. Embora se discuta que as decisões sobre a utilização de hormônios e a realização de cirurgias sejam, sobretudo, deliberações das próprias pessoas trans, os profissionais de saúde mental devem ter a responsabilidade de orientar e auxiliar esses indivíduos a efetivar essas resoluções após estarem adequadamente advertidos sobre a complexidade e as possíveis consequências de suas escolhas. Sabe-se que a cirurgia de afirmação de gênero pode acarretar idealizações, ansiedade e estancamento no desenvolvimento do projeto de vida de muitos sujeitos. Ao centrar todas as vivências em torno do procedimento cirúrgico, as expectativas tornam-se desmedidas e dificilmente realistas, o que pode complicar o prognóstico pós-operatório. O psiquiatra, juntamente com a equipe de profissionais envolvida no processo, deve proporcionar escuta e diálogo permanentes para possibilitar a compreensão de que as mudanças corporais almejadas esbarram em limites físicos reais. Assim, a equipe deve informar o paciente sobre as possibilidades realistas para que ele consiga processar tais informações e, por fim, tomar a decisão que julgar melhor para si. Cada vez mais, adquirem maior peso o consentimento informado e a decisão compartilhada.[14,21]

No Brasil, segundo a Resolução n. 2.265, de 20 de novembro de 2019, do Conselho Federal de Medicina (CFM), o psiquiatra deve fazer parte da equipe multiprofissional e interdisciplinar de atenção a pessoas com incongruência de gênero. O exame psíquico completo deve fazer parte da avaliação, cabendo também ao profissional da área da psiquiatria a formulação diagnóstica, a identificação de morbidades psiquiátricas, a realização de diagnósticos diferenciais, a prescrição de medicamentos, a indicação e a execução de psicoterapia e a elaboração de laudos, relatórios ou atestados que se façam necessários. A resolução prediz, ainda, que o bloqueio puberal ou a hormonioterapia cruzada só poderão ser realizados quando houver acompanhamento psiquiátrico. Também está atribuída ao psiquiatra e à equipe multiprofissional e interdisciplinar a avaliação periódica e sequencial da evolução do indivíduo pelo período mínimo de um ano, mesmo após o encaminhamento para a cirurgia de afirmação de gênero e sua realização. A partir da avaliação psiquiátrica, serão contraindicadas a hormonioterapia e/ou a cirurgia quando forem diagnosticadas as seguintes condições: transtornos psicóticos graves, transtornos de personalidade graves, deficiência intelectual e transtornos globais do desenvolvimento graves.[25]

É importante realçar que a psicoterapia é recomendada na maioria das diretrizes de atendimento a indivíduos com incongruência de gênero e seus familiares. A abordagem psicoterápica deve almejar a atenuação do sofrimento psíquico, a identificação e a resolução de dificuldades, o treino de assertividade, a diminuição do risco de suicídio e a promoção do desenvolvimento integral e do ajustamento pessoal, social e familiar, possibilitando a obtenção de satisfação nos relacionamentos afetivos e a adaptação pós-cirúrgica a curto e longo prazos. Dentre os fatores que viabilizam melhores resultados, encontra-se o exercício psicoterapêutico baseado em uma atmosfera acolhedora e empática, com respeito pelo universo cultural e pelo estilo de vida do indivíduo, mesmo quando os referenciais morais, os costumes e as práticas sexuais do terapeuta sejam distintos daqueles manifestados pelos pacientes. Na literatura científica atual, já existe o consenso de que as ditas terapias de conversão ou terapias reparadoras, que intentam reverter a identidade de gênero por meio de aconselhamento e tratamento psicológico/psiquiátrico, não devem ser executadas, sendo, inclusive, consideradas antiéticas.[9,23]

CONCLUSÃO

Como foi possível evidenciar, embora a CID e o DSM ainda tragam, em suas classificações, categorias como incongruência de gênero e disforia de gênero, a condição trans não comporta, em si, um cerne patológico. Todavia, uma vez que tais indivíduos sofrem cotidianamente os efeitos negativos decorrentes de preceitos sociais normativos sobre o gênero, a sua condição de saúde mental se torna imensamente vulnerável ao adoecimento. Desse modo, o atendimento psiquiátrico pode conceder variados recursos de promoção da saúde mental, quer seja no contexto do processo de afirmação de gênero, quer seja em qualquer outra circunstância em que as pessoas trans sejam acometidas por sofrimento psíquico.

REFERÊNCIAS

1. Ferreira ABH. Novo dicionário Aurélio da língua portuguesa. 2.ed. Rio de. Janeiro: Nova Fronteira, 1986.
2. Sadock BJ, Sadock VA, Ruiz P. Compêndio de psiquiatria: ciência do comportamento e psiquiatria clínica. Tradução: Marcelo de Abreu Almeida. 11.ed. Porto Alegre: Artmed, 2017.
3. Meleiro AMAS. Psiquiatria: estudos fundamentais. 1.ed. Rio de Janeiro: Guanabara Koogan, 2018.
4. Laurenti R. Análise da informação em saúde: 1893-1993, cem anos da Classificação Internacional de Doenças. Rev Saúde Pública. 1991;25(6):407-417.
5. American Psychiatric Association (APA). Manual Diagnóstico e Estatístico de Transtornos Mentais: DSM-5. Tradução: Maria Inês Côrrea Nascimento. 5.ed. Porto Alegre: Artmed, 2014.
6. Saadeh A. Transtorno de identidade sexual: um estudo psicopatológico de transexualismo masculino e feminino. [tese de doutorado]. São Paulo: Departamento de Psiquiatria da Faculdade de Medicina da Universidade de São Paulo, 2004.
7. Organização Mundial da Saúde (OMS). Classificação dos transtornos mentais e do comportamento (CID-10): descrições clínicas e diretrizes diagnósticas. Tradução: Dorgival Caetano. Porto Alegre: Artmed, 1993.
8. Beek TF, Cohen-Kettenis PT, Kreukels BPC. Gender incongruence/ gender dysphoria and its classification history. Int Rev Psychiatry. 2016;28(1):5-12.
9. Diehl A, Vieira DL. Transgeneridade em adolescentes e adultos. In: Diehl A, Vieira DL (orgs). Sexualidade: do prazer ao sofrer. 2. ed. Rio de Janeiro: Roca, 2017.

10. Kuzma EK, Pardee M, Darling-Fisher CS. Lesbian, gay, bisexual, and transgender health. J Am Acad Nurse Pract. 2019;31(3):167-174.

11. Canabarro R. História e direitos sexuais no Brasil: o movimento LGBT e a discussão sobre a cidadania. Anais eletrônicos do II Congresso Internacional de História Regional, 2013. Disponível em: <https://direito.mppr.mp.br/arquivos/File/historiaedireitoscanabarro.pdf>. Acesso em: 27 dez. 2020.

12. Almeida G, Murta D. Reflexões sobre a possibilidade da despatologização da transexualidade e a necessidade da assistência integral à saúde de transexuais no Brasil. Sex Salud Soc (Rio J). 2013;14;380-407.

13. Stop Trans Pathologization (STP). Quem somos. Disponível em: <https://www.stp2012.info/old/pt/quem-somos>. Acesso em: 27 dez. 2020.

14. Coleman E, Bockting W, Botzer M, Cohen-Kettenis P, DeCuypere G, Feldman J et al. Normas de atenção à saúde das pessoas trans e com variabilidade de gênero. 7.versão. Associação Mundial Profissional para a Saúde Transgênero, 2012.

15. Dakic T. New perspectives on transgender health in the forthcoming 11th revision of the International Statistical Classification of Diseases and Related Health Problems: an overview of gender incongruence – depathologization, considerations and recommendations for practitioners. Psychiatr Danub. 2020; 32(2):145-150.

16. Valentine SE, Shipherd JC. A systematic review of social stress and mental health among transgender and gender non-conforming people in the United States. Clin Psychol Rev. 2018;66:24-38.

17. Scheim AI, Perez-Brumer AG, Bauer GR. Gender-concordant identity documents and mental health among transgender adults in the USA: a cross- sectional study. Lancet. 2020;5(4):E196-E203.

18. Snow A, Cerel J, Loeffler DN, Flaherty C. Barriers to mental health care for transgender and gender-nonconforming adults: a systematic literature review. Health Soc Work. 2019;44(3):149-155.

19. Wanta JW, Niforatos JD, Durbak E, Viguera A, Altinay M. Mental health diagnoses among transgender patients in the clinical setting: an all-payer electronic health record study. Transgend Health. 2019;4(1):313-315.

20. Kattari SK, Bakko M, Hecht HK, Kattari L. Correlations between healthcare provider interactions and mental health among transgender and nonbinary adults. SSM Popul Health. 2020;10:100525.

21. Helien A, Piotto A. Cuerpxs equivocadxs: hacia la comprensión de la diversidad sexual. Buenos Aires: Paidó, 2012.

22. Jorge A. Morbidades psiquiátricas e transexualismo. In: Vieira TR, Paiva LAS (orgs). Identidade sexual e transexualidade. São Paulo: Roca, 2009.

23. Rodrigues Jr. OM. Psicoterapia e transexualidade. In: Vieria TR, Paiva LAS (orgs). Identidade sexual e transexualidade. São Paulo: Roca, 2009.

24. Saadeh A. Avaliação neuropsiquiátrica em transexualidade. In: Vieria TR, Paiva LAS (orgs). Identidade sexual e transexualidade. São Paulo: Roca, 2009.

25. Conselho Federal de Medicina. Resolução CFM n. 2265/2019. Dispõe sobre o cuidado específico à pessoa com incongruência de gênero ou transgênero e revoga a Resolução CFM n. 1.955/2010. Publicado no Diário Oficial da União (DOU) de 09 de janeiro de 2020, Seção I, p.96.

Capítulo 4

TRATAMENTO DO ADOLESCENTE TRANSGÊNERO

Marcelo Rocha Nasser Hissa
Miguel Nasser Hissa

INTRODUÇÃO

A população em idade escolar é a mais vulnerável aos efeitos deletérios psiquiátricos de transtorno de identidade de gênero (TIG), fato demonstrado pela alta incidência de sintomas depressivos (40%) e tentativas de suicídio (40%).[1-3] Alguns estudos relacionam uma desordem do espectro autista com TIG, sugerindo que crianças autistas, por terem visões mais rígidas do que é ser homem ou mulher, apresentam maior risco de desenvolverem disforia de gênero.[4] Ainda não se sabe se as comorbidades psiquiátricas do autismo são secundárias ou consequentes ao TIG.

Estudos sobre a saúde mental apresentam resultados bastante diversos quando realizados em diferentes países. Infere-se, dessa observação, que o padrão cultural em cada sociedade é determinante quanto ao grau de acometimento psiquiátrico. Também não há dados capazes de diferenciar se a carga psicossocial é maior ou menor depois que a transição é realizada.

Com base nos conhecimentos atuais, ainda não é possível prever o resultado psicossexual para as crianças acometidas com TIG. Estudos prospectivos demonstram que nem todas irão evoluir com incongruência na adolescência. Quanto mais grave o quadro na infância, maiores as chances de persistência para a vida adulta.

Durante a puberdade, de 60 a 85% dos pacientes terão diminuição na disforia. Crianças que transicionaram socialmente para o gênero oposto podem ter grande dificuldade em retornar ao papel original após o início da puberdade. A incongruência de gênero se torna persistente quando há progressão para a adolescência, após o início da puberdade.[5] Estudos com pacientes com disforia de gênero tanto persistente quanto remitente indicam que o período entre 10 e 13 anos de idade é o mais crucial para o desenvolvimento do transtorno de identidade de gênero de longo prazo.[6]

FISIOLOGIA DA PUBERDADE

A puberdade corresponde ao período de liberação dos hormônios que estimulam o processo de maturação sexual, resultando em uma série de mudanças físicas e biológicas. É durante esse período que surgem as características sexuais secundárias e que ocorre o estirão de crescimento. Simultaneamente, os adolescentes experimentam mudanças marcantes nos processos sociais, emocionais e cognitivos que os capacitam a exercer os papéis e as responsabilidades dos adultos.[7] O desenvolvimento puberal ocorre em duas fases, adrenarca e gonadarca, que são desencadeadas pela ativação independente dos eixos hipotálamo-hipófise-adrenal e hipotálamo-hipófise-gonadal, respectivamente. As glândulas adrenais liberam andrógenos, como a de-hidroepiandrosterona (DHEA) e seu sulfato (SDHEA), que são responsáveis pelo desenvolvimento de algumas características sexuais secundárias, como crescimento de pelos pubianos (pubarca), odor corporal e acne. Essa liberação geralmente ocorre entre 6 e 7 anos de idade nas mulheres e 7 e 8 anos nos homens, contudo, as manifestações clínicas só ocorrem após a gonadarca.[8] Embora a maturação adrenal muitas vezes coincida com a maturação do eixo hipofisário, é importante observar que a pubarca em si não é o melhor indicador do desenvolvimento puberal.[9] A gonadarca é desencadeada pelo hipotálamo, que libera quantidades substanciais de hormônio liberador de gonadotrofina (GnRH) de forma pulsátil durante o sono, reativando o eixo hipotálamo-hipófise-gonadal, que fora ativo durante a vida pré-natal e pós-natal inicial. A liberação pulsátil de GnRH ativa a hipófise, que inicia a produção de hormônios folículo-estimulantes e luteinizantes (FSH e LH). O LH e o FSH atuam em células gonadais para estimular a liberação de andrógenos, estrógenos e o processo de gametogênese. O LH estimula as células da teca, nos ovários, a produzir os precursores do estrogênio e as células de Leydig, nos testículos, a produzir testosterona. O FSH, por outro lado, atua no folículo ovariano para converter os precursores do estrogênio tecal em estrogênio e nas células de Sertoli, nos túbulos seminíferos dos testículos, para ajudar a criar esperma.

O estrógeno e a testosterona são responsáveis pela maturidade reprodutiva e outras características sexuais secundárias, com o estrogênio estimulando o crescimento da mama, a menstruação e a ovulação nas mulheres, e a testosterona estimulando o desenvolvimento testicular e as mudanças na voz nos homens. O processo desencadeador da gonadarca ainda é desconhecido e ocorre geralmente entre 8 e 13 anos de idade nas mulheres e entre 9 e 14 anos nos homens.[7,10] O estagiamento de Tanner (Figura 1) é o sistema mais utilizado para classificar a progressão do desenvolvimento físico na puberdade. Analisado por meio do exame físico, o sistema é dividido em 5 estágios e avalia, na mulher, as mudanças na mama e nos pelos pubianos, e, no homem, os genitais e os pelos pubianos. O primeiro estágio é considerado pré-púbere; do segundo ao quarto são os estágios intermediários; e o quinto significa maturidade reprodutiva.[11]

DESENVOLVIMENTO PUBERAL MASCULINO

GENITÁLIA

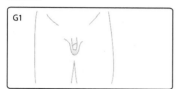
G1 — Fase pré-adolescência (infantil)

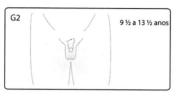
G2 — 9 ½ a 13 ½ anos
Aumento do escroto e dos testículos, sem aumento do pênis

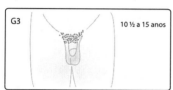
G3 — 10 ½ a 15 anos
Ocorre também aumento do pênis, inicialmente em toda a sua extensão

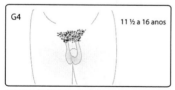
G4 — 11 ½ a 16 anos
Aumento do diâmetro do pênis e da glande, crescimento dos testículos e do escroto, cuja pele escurece

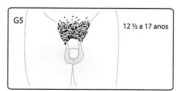
G5 — 12 ½ a 17 anos
Tipo adulto

PELOS PÚBICOS

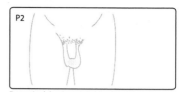
P2 — Fase pré-adolescência (não há pelugem)

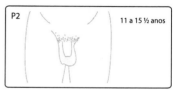
P2 — 11 a 15 ½ anos
Presença de pelos longos, macios, ligeiramente pigmentados, na base do pênis

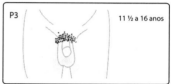
P3 — 11 ½ a 16 anos
Pelos mais escuros, ásperos, sobre o púbis

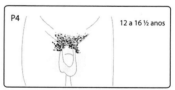
P4 — 12 a 16 ½ anos
Pelugem do tipo adulto, mas a área coberta é consideravelmente menor do que no adulto

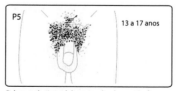
P5 — 13 a 17 anos
Pelugem do tipo adulto, estendendo-se até a face interna das coxas

FIGURA 1. Estagiamento de Tanner para desenvolvimento puberal masculino e feminino.

Fonte: adaptada de SBP.[12] Ilustração: adaptada de Mary Yorado e Sirio Cançado.

DESENVOLVIMENTO PUBERAL FEMININO

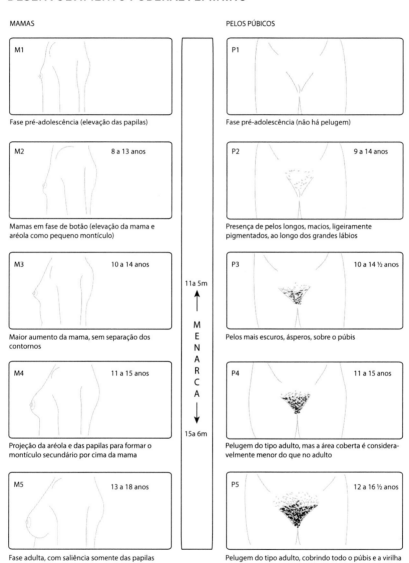

FIGURA 1. *(continuação)* Estagiamento de Tanner para desenvolvimento puberal masculino e feminino.

Fonte: adaptada de SBP.[12]   Ilustração: adaptada de Mary Yorado e Sirio Cançado

TRATAMENTO MULTIDISCIPLINAR

A incongruência de gênero em adolescentes costuma ser uma questão bastante complexa, por isso o tratamento do TIG deve incluir uma equipe capacitada para atender essa faixa etária específica. A equipe é responsável por avaliar, educar e diagnosticar os pacientes, assim como coordenar os cuidados de saúde mental, terapia hormonal e cirurgia. Deve ser feita, ainda, uma avaliação dos possíveis impactos na vida dos envolvidos, incluindo saúde mental, amigos, família, emprego e o papel na sociedade. A experiência de vida real também deve ser estimulada.

Para se dar início ao tratamento hormonal e cirúrgico, os pacientes devem satisfazer certos critérios de afirmação de gênero. Os adolescentes são elegíveis para o tratamento com agonista GnRH se:[1]

- o TIG foi diagnosticado com base em critérios clínicos;
- o início da puberdade foi confirmado e não existem contraindicações para tratamentos com análogos de GnRH;
- o adolescente e seus pais foram informados sobre os efeitos colaterais e o impacto do tratamento sobre procedimentos cirúrgicos futuros, bem como sobre as possibilidades de preservação da fertilidade;
- o adolescente compreendeu totalmente o protocolo de tratamento e assinou o termo de consentimento livre e esclarecido. Se a idade legal não for atingida, seus pais é que devem assinar o consentimento informado;
- a supressão puberal foi proposta por uma equipe multidisciplinar com experiência em saúde transgênero.

TRATAMENTO MEDICAMENTOSO

Os análogos do hormônio liberador de gonadotrofina (GnRHa) foram descritos inicialmente na década de 1990, tornando-se o tratamento de escolha para supressão da puberdade em jovens disfóricos.[6] Os análogos de GnRH são agonistas de longa duração que dessensibilizam o receptor de GnRH, levando à supressão da liberação de gonadotrofina. O objetivo do tratamento é dar aos jovens mais tempo para experimentar o gênero, inibindo o início das alterações permanentes surgidas na puberdade e retardando o declínio psicológico vivenciado pelos pacientes diante da angústia de desenvolver características do gênero não desejado. Posteriormente, ao se tornarem elegíveis, inicia-se o tratamento com hormônios de sexo cruzado.

Adolescentes elegíveis para o tratamento devem iniciar com supressores do desenvolvimento puberal somente após o surgimento dos primeiros sinais puberais, nos estágios de Tanner 2-3. Nas meninas, o primeiro sinal físico da puberdade é o aumento da mama (telarca), que está associada ao surto de crescimento puberal, ocorrendo menarca geralmente dois anos mais tarde. Nos meninos, a primeira mudança física é o crescimento testicular. Um volume maior que 4 mL é visto como consistente com o início da puberdade física.

O uso precoce de agonista de GnRHa tem como vantagem um melhor desfecho quanto à aparência física final, pois suprime o surgimento de traços de gênero típicos que são irreversíveis quando desenvolvidos. Dentre as características irreversíveis femininas estão o surgimento de seios, *habitus* corporal feminino e baixa estatura.[13,14] Já as características irreversíveis masculinas incluem a proeminência de glote, aumento da mandíbula, mãos e pés grandes, alta estatura e distribuição corporal de pelos. Como desvantagem do tratamento precoce observa-se a limitação do crescimento peniano e do saco escrotal, o que pode dificultar o tratamento cirúrgico.[15] O uso de GnRHa em estágios puberais avançados para interromper a menstruação e prevenir o crescimento de pelos faciais também deve ser incentivado.[1] Nos estudos que avaliaram os efeitos do uso de GnRHa na saúde mental de adolescentes, observou-se melhora das condições psiquiátricas, inclusive com diminuição das ideações suicidas.[3]Análogos de GnRH de longa duração são administrados por injeções intramusculares ou subcutâneas, seja de aplicação mensal ou trimestral (Tabela 1). A dose pode ser aumentada ou o intervalo, encurtado, se houver ausência de supressão do eixo gonadal, evidenciado por menstruação, ereções ou crescimento progressivo de pelos corporais.

Os efeitos colaterais mais comuns são dor abdominal, náuseas, cefaleia, sintomas vasomotores e hipertensão arterial. Estudos demonstraram, ainda, que os análogos de GnRH podem levar a prejuízo na mineralização óssea e comprometimento da fertilidade e do crescimento; também há dados conflitantes sobre o desenvolvimento cerebral.[16-19] Pacientes em bloqueio puberal devem ser acompanhados regularmente, com medição de peso, altura, altura sentado, pressão arterial e evolução da puberdade. Deve-se solicitar LH, FSH estrogênio/testosterona e vitamina D semestralmente, e densitometria óssea e radiografia de punho para idade óssea anualmente (Tabela 2).[1]

Um dos fatores limitantes ao uso do GnRHa é o seu alto custo e a ausência de protocolos de liberação gratuita pelo Sistema Único de Saúde (SUS). O custo anual da terapia com GnRHa pode variar de 4 mil a 25 mil reais.[3]

TABELA 1. ANÁLOGOS DE GNRH.	
Depot mensal	**Depot trimestral**
Aplicação a cada 28 dias	Aplicação a cada 90 dias
Acetato de leuprolida 3,75 mg	Acetato de leuprolida 11,25 mg
Acetato de leuprolida 7,5 mg	Acetato de leuprolida 22,5 mg
Triptorrelina 3,75 mg	Triptorrelina 11,25 mg
Gosserrelina 3,6 mg	Gosserrelina 10,8 mg

TABELA 2. EXAMES COMPLEMENTARES.	
Exames semestrais	**Exames anuais**
LH	Densitometria óssea
FSH	Idade óssea da mão contradominante
Testosterona	Estrogênio
25-OH vitamina D	

PRESERVAÇÃO DA FERTILIDADE

O tratamento com GnRHa pode prejudicar temporariamente a maturação de oócitos e a espermatogênese. Dessa forma, é importante fornecer informações quanto à preservação da fertilidade (recuperação e armazenamento de espermatozoides e oócitos), principalmente considerando que adolescentes podem não se sentir qualificados para tomar decisões ou podem não compreender os efeitos das intervenções hormonais na produção de gametas. Retardar o início ou descontinuar temporariamente o GnRHa são opções para preservar o potencial de fertilidade. A produção de esperma pode ser iniciada após seis meses ou mais da supressão prolongada da gonadotrofina, e não há estudos sobre efeitos a longo prazo da supressão puberal na função ovariana após cessação do tratamento.[5] Dados da literatura mostram que, entre os transgêneros, mais mulheres do que homens optam pela preservação da fertilidade. Essa diferença pode ser parcialmente explicada pela natureza invasiva do procedimento de preservação de oócito e seus altos custos. A possibilidade de homens transgênero usarem seus próprios oócitos e útero para levarem uma gravidez a termo também reduzem o incentivo para preservar a fertilidade antes da terapia hormonal.[20]

INDUÇÃO DA PUBERDADE

Ao chegar à idade em que o adolescente é capaz de compreender os benefícios e riscos da terapia com o uso de esteroides, é necessário que a equipe multidisciplinar confirme a persistência do TIG e que se ateste a capacidade do paciente de decidir sobre o uso de hormônios. A indução à puberdade deve ser feita de forma escalonada, evitando--se altas doses inicialmente.

Na puberdade feminina, recomenda-se 17β-estradiol oral, na dose de 5 µg/kg/dia, dose que deve ser aumentada 5 µg/kg/dia a cada seis meses até que se atinja a dose adulta de 2 a 6 mg/dia. Em pacientes fazendo uso de estrogênio, a testosterona endógena pode interferir no tratamento e, por isso, alguns estudiosos recomendam a persistência do uso de agonistas de GnRH até a gonadectomia, contudo essa posição não é unânime dentre os especialistas.[21,22] A indução masculina inicia-se com éster de testosterona (enantato, cipionato, propionato) intramuscular 25 mg a cada duas semanas (ou o dobro a cada quatro semanas), aumentando 25 mg a cada seis meses até atingir a dose adulta de 100 a 200 mg a cada 2 semanas. O objetivo final é manter valores séricos de estradiol e testosterona que mimetizem os fisiológicos.[1]

CONSELHO FEDERAL DE MEDICINA (CFM)

Antes de iniciar qualquer tipo de tratamento para pacientes menores de idade, é importante observar as normas vigentes. O Conselho Federal de Medicina já abordou o tratamento hormonal de adolescentes por meio de pareceres.

Segundo a Resolução n. 1.664/03, publicada em 13 de maio de 2003, "o tratamento de pacientes portadores de anomalias de diferenciação sexual deve ser realizado em ambiente com estrutura que garanta segurança, habilidades técnico-científicas e suporte de acompanhamento".[23] O parecer CFM n. 8/13, de 22 de fevereiro de 2013, que trata especificamente de terapia hormonal para adolescentes travestis e transgênero, ratifica a necessidade do atendimento em centros estruturados para tal fim da forma mais precoce possível, promovendo o bloqueio da puberdade. Contudo, cita que o tratamento hormonal indutor para o gênero desejado só deve ser iniciado a partir de 16 anos de idade.[24] O parecer mais recente do Conselho Regional de Medicina do Distrito Federal, n. 79/2016, de 28 de novembro de 2016, afirma que "não há limitação ética para reposição hormonal para paciente adolescente que seja portador de disforia de gênero".[25]

CONCLUSÃO

A conscientização pública sobre o TIG está aumentando constantemente, e um crescente número de crianças acometidas são reconhecidos e procuram o atendimento médico especializado. Na maioria dos casos, a disforia de gênero cederá, porém, se os sentimentos se intensificarem durante a puberdade, é provável que o quadro persista.

Quando a puberdade começa, os adolescentes se tornam elegíveis para começar a supressão da puberdade usando análogos do hormônio liberador de gonadotrofina. Esse tratamento objetiva proporcionar ao adolescente a oportunidade de explorar sua identidade de gênero e, ao mesmo tempo, considerar se realmente deseja seguir um tratamento de afirmação de gênero enquanto o desenvolvimento de características sexuais secundárias indesejadas é suprimido, a fim de reduzir o sofrimento.

Os efeitos irreversíveis dos hormônios de formação de gênero (testosterona, estrogênio) em contraste com GnRHa podem comprometer a fertilidade futura e só devem ser iniciados para induzir a puberdade quando o adolescente tiver atingido uma idade em que seja capaz de decidir pelo tratamento definitivo. Alguns especialistas, contudo, preocupam-se com a possibilidade de o GnRHa, apesar de ser seguro, dificultar o processo de desenvolvimento da identidade sexual e aumentar a probabilidade de persistência da disforia de gênero.[26] Novos estudos são necessários para avaliar os possíveis efeitos de GnRHa sobre vários aspectos do desenvolvimento do cérebro na adolescência.

REFERÊNCIAS

1. Hembree WC, Cohen-Kettenis PT, Gooren L, Hannema SE, Meyer WJ, Murad MH et al. Endocrine treatment of gender-dysphoric/gender-incongruent persons: an Endocrine Society clinical practice guideline. J Clin Endocrinol Metab. 2017;102(11):3869-3903.
2. Fuss J, Auer MK, Briken P. Gender dysphoria in children and adolescents: a review of recent research. Curr Opin Psychiatry. 2015;28(6):430-434.
3. Turban JL, King D, Carswell JM, Keuroghlian AS. Pubertal suppression for transgender youth and risk of suicidal ideation. Pediatrics. 2020;145(2):e20191725.
4. Holt V, Skagerberg E, Dunsford M. Young people with features of gender dysphoria: demographics and associated difficulties. Clin Child Psychol Psychiatry. 2016;21(1):108-118.
5. Skordis N, Kyriakou A, Dror S, Mushailov A, Nicolaides NC. Gender dysphoria in children and adolescents: an overview. Hormones (Athens). 2020;19(3):267-276.
6. Cohen-Kettenis PT, van Goozen SH. Pubertal delay as an aid in diagnosis and treatment of a transsexual adolescent. Eur Child Adolesc Psychiatry. 1998; 7(4):246-248.
7. Vijayakumar N, Macks ZO, Shirtcliff EA, Pfeifer JH. Puberty and the human brain: insights into adolescent development. Neurosci Biobehav Rev. 2018;92:417-436.
8. Biro FM, Pinney SM, Huang B, Baker ER, Chandler DW, Dorn LD. Hormone changes in peripubertal girls. J Clin Endocrinol Metab. 2014;99(10):3829-3835.
9. De Sanctis V, Elhakim IZ, Soliman AT, Elsedfy H, Elalaily R, Millimaggi G. Methods for rating sexual development in girls. Pediatr Endocrinol Rev. 2016;14(1):27-32.

10. Worthman CM, Dockray S, Marceau K. Puberty and the evolution of developmental science. J Res Adolesc. 2019;29(1):9-31.

11. Balzer BWR, Garden FL, Amatoury M, Luscombe GM, Paxton K, Hawke CI et al. Self-rated Tanner stage and subjective measures of puberty are associated with longitudinal gonadal hormone changes. J Pediatr Endocrinol Metab. 2019;32(6):569-576.

12. Sociedade Brasileira de Pediatria (SBP). Desenvolvimento puberal de Tanner. Disponível em: <https://www.sbp.com.br/departamentos-cientificos/endocrinologia/desenvolvimento-puberal-de-tanner/>. Acesso em: 27 dez. 2020.

13. Cohen-Kettenis PT, van Goozen SHM. Sex reassignment of adolescent transsexuals: a follow-up study. J Am Acad Child Adolesc Psychiatry.1997;36(2):263-271.

14. Smith YLS, van Goozen SHM, Kuiper AJ, Cohen-Kettenis PT. Sex reassignment: outcomes and predictors of treatment for adolescent and adult transsexuals. Psychol Med. 2005;35(1):89-99.

15. Bouman MB, van Zeijl MCT, Buncamper ME, Meijerink WJHJ, van Bodegravem AA, Mullender MG. Intestinal vaginoplasty revisited: a review of surgical techniques, complications, and sexual function. J Sex Med. 2014;11(7):1835-1847.

16. Delemarre-van de Waal HA, Cohen-Kettenis PT. Clinical management of gender identity disorder in adolescents: a protocol on psychological and paediatric endocrinology aspects. Eur J Endocrinol. 2006;155(Suppl. 1):S131-S137.

17. Bertelloni S, Baroncelli GI, Ferdeghini M, Perri G, Saggese G. Normal volumetric bone mineral density and bone turnover in young men with histories of constitutional delay of puberty. J Clin Endocrinol Metab. 1998;83(12):4280-4283.

18. Staphorsius AS, Kreukels BPC, Cohen-Kettenis PT, Veltman DJ, Burke SM, Schagen SEE et al. Puberty suppression and executive functioning: an fMRI-study in adolescents with gender dysphoria. Psychoneuroendocrinology. 2015;56:190-199.

19. Hough D, Bellingham M, Haraldsen IRH, McLaughlin M, Rennie M, Robinson JE et al. Spatial memory is impaired by peripubertal GnRH agonist treatment and testosterone replacement in sheep. Psychoneuroendocrinology. 2017;75:173-182.

20. Segev-Becker A, Israeli G, Elkon-Tamir E, Perl L, Sekler O, Amir H et al. Children and adolescents with gender dysphoria in Israel: increasing referral and fertility preservation rates. Endocr Pract. 2020;26(4):423-428.

21. Eisenegger C, von Eckardstein A, Fehr E, von Eckardstein S. Pharmacokinetics of testosterone and estradiol gel preparations in healthy young men. Psychoneuroendocrinology. 2013;38(2):171-178.

22. de Ronde W, ten Kulve J, Woerdeman J, Kaufman JM, de Jong FH. Effects of oestradiol on gonadotrophin levels in normal and castrated men. Clin Endocrinol (Oxf). 2009;71(6):874-879.

23. Brasil. Conselho Federal de Medicina. Resolução CFM n. 1.664/2003. Define as normas técnicas necessárias para o tratamento de pacientes portadores de anomalias de diferenciação sexual. Brasília-DF: Conselho Federal de Medicina, 13 maio 2003. Disponível em: <https://sistemas. cfm.org.br/normas/visualizar/resolucoes/BR/2003/1664>. Acesso em: 14 ago. 2020.

24. Brasil. Conselho Federal de Medicina. Processo-consulta CFM n. 32/12 – Parecer CFM n. 8/13. Terapia hormonal para adolescentes travestis e transexuais. Brasília-DF: Conselho Federal de Medicina, 22 fev. 2013. Disponível em: <https://sistemas.cfm.org.br/normas/visualizar/ pareceres/BR/2013/8>. Acesso em: 14 ago. 2020.

25. Brasil. Conselho Regional de Medicina do Distrito Federal. Processo-consulta CRM n. 79/2016. Reposição hormonal para adolescente portador de disforia de gênero. Brasília-DF: Conselho Regional de Medicina, 28 nov. 2016. Disponível em: <https://sistemas.cfm.org.br/ normas/visualizar/pareceres/DF/2016/79>. Acesso em: 14 ago. 2020.

26. Brik T, Vrouenraets LJJJ, de Vries MC, Hannema SE. Trajectories of adolescents treated with gonadotropin-releasing hormone analogues for gender dysphoria. Arch Sex Behav. 2020;49:2611-2618.

Capítulo 5

TRATAMENTO DO HOMEM TRANSGÊNERO

Marcelo Rocha Nasser Hissa

INTRODUÇÃO

Pesquisas de dados populacionais estimam que existam cerca de 1,4 milhão de adultos transgênero autoidentificados vivendo nos Estados Unidos. Dados do Instituto Brasileiro de Geografia e Estatística, apesar de defasados, estimam que há cerca de 750 mil pessoas transgênero no Brasil.[1] Ainda não há um aumento expressivo no número de médicos capacitados para atender essa demanda. Uma pesquisa americana indicou que até 33% dos médicos endocrinologistas não se sentem competentes para fornecer cuidados a essa população.[1]

A terapia hormonal para homens transgênero (biologicamente mulheres, mas que se identificam como homens) inclui a administração de testosterona exógena, cujos objetivos são induzir características sexuais secundárias masculinas e regredir as características femininas.[2]

Isolada em 1931 por Ernst Laqueur (1866-1947) e seu grupo na Universidade de Amsterdam a partir de testículo de touro, a substância 17β-hidróxi-4-androsten-3-ona foi batizada de testosterona em 1935.[3] Considerada um hormônio sexual, sua principal função é promover a puberdade e, a partir de então, manter a libido e a capacidade de ter ereções para a atividade sexual. Apesar de ser responsável por manter a função sexual, a atividade fisiológica da testosterona apresenta um espectro muito variável, que expande para além da fronteira da sexualidade.

O tratamento com testosterona geralmente é iniciado após a puberdade ou, então, no final da idade adulta, para indivíduos que chegam a termos com sua identidade de gênero mais tarde na vida. A terapia tem diversos efeitos por todo o corpo, afetando tanto características físicas como psicológicas, fato explicado pela ampla distribuição dos receptores de androgênio no organismo. Considerada segura a curto prazo, a testosterona carece de evidências quanto aos efeitos a longo prazo.[4]

EMBRIOLOGIA ANDROGÊNICA

Os primeiros efeitos da testosterona já podem ser observados no feto. Durante as primeiras seis semanas de desenvolvimento, os tecidos reprodutivos de machos e fêmeas são idênticos. Por volta da sétima semana, o SRY (gene relacionado ao sexo no cromossomo Y) inicia o desenvolvimento dos testículos. Os túbulos seminíferos se desenvolvem das células de Sertoli dos cordões testiculares (testículos fetais). Essas células produzem uma substância inibidora do ducto de Müller (MIS), regredindo os ductos formadores das trompas de Falópio, útero e segmento superior da vagina. As células fetais de Leydig e as células endoteliais migram para a gônada e produzem testosterona a partir de colesterol, o que estimula a diferenciação das estruturas do ducto de Wolff (ducto paramesonéfrico), que passam a se tornar o trato urogenital masculino (Figura 1).[5]

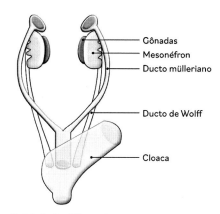

Estágio indiferente

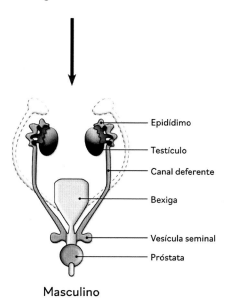

Masculino

FIGURA 1. Embriologia androgênica.

Fonte: adaptada de Szkodziak.[6] Ilustração: Paula Cortinovis.

FISIOLOGIA DA TESTOSTERONA

A testosterona é convertida em di-hidrotestosterona (DHT) periferi-camente pela enzima 5α-redutase, induzindo a formação da próstata e da genitália externa masculina. A testosterona também é responsá-vel pela descida testicular pelo canal inguinal por volta dos 7 meses de gestação. Pacientes do sexo masculino com deficiência de 5-alfa--redutase podem apresentar genitália externa feminina, masculina normal ou ambígua ao nascimento devido à falta de DHT.[5]

O testículo de um homem adulto, em razão do estímulo de LH, produz de 6 a 8 mg por dia de testosterona e, ao contrário de ou-tras glândulas endócrinas, não armazena o hormônio na glândula. Dois metabólitos intermediários importantes nesse processo são a de-hidroepiandrosterona (DHEA) e a androstenediona. A andros-tenediona é convertida em testosterona pela enzima 17-beta-hidro-xiesteroide desidrogenase. A maior parte da testosterona está ligada às proteínas plasmáticas, como a globulina de ligação ao hormônio sexual e a albumina. São as pequenas quantidades de testosterona livre no sangue que atuam no nível dos tecidos, principalmente nas vesículas seminais, ossos, músculos e próstata.[5]

Em mulheres na idade fértil, 50% da testosterona circulante é se-cretada diretamente e em quantidades iguais pelos ovários e pelas glândulas suprarrenais. Os 50% restantes são produzidos pela con-versão periférica de precursores androgênicos derivados dos ovários e suprarrenais. A androstenediona produzida pelo ovário pode ser convertida em testosterona, que é posteriormente transformada em DHT pela enzima 5α-redutase localizada no ovário e em vários te-cidos periféricos (fígado, rim, músculo, gordura e pele). A glândula adrenal produz DHEA, SDHEAS, androstenediona, testosterona e pequenas quantidades de DHT. Em tecidos periféricos que expres-sam enzimas esteroidogênicas, os precursores DHEA e DHEAS po-dem ser convertidos em estradiol, testosterona e DHT.[5]

Em níveis fisiológicos, a testosterona retém nitrogênio nos músculos, restaura a massa corporal magra e, simultaneamente, reduz a massa gorda. Nos ossos, inibe a ação osteoclástica e a reabsorção após a conversão em estradiol por meio da enzima aromatase, além de estimular o sistema osteoblástico após a conversão via enzima 5α-redutase em di-hidrotestosterona. No sistema hematopoiético, é um estimulante da eritropoiese.[5]

Ainda no cérebro, há receptores androgênicos que têm influência no humor de homens hipogonádicos e aumentam a perfusão cerebral, principalmente em áreas que influenciam planejamento, ação motora superior, comportamentos cognitivos, comportamentos emocionais e memória. Homens mais velhos com níveis mais elevados de índice de testosterona livre pontuam melhor em testes de memória visual, memória verbal e funções visuoespaciais.[7,8]

A diminuição de testosterona está associada ao aumento das concentrações de glicose e insulina, e os níveis de testosterona afetam a composição da massa corporal. Homens obesos e com maior risco de desenvolver diabetes e síndrome metabólica encontram-se em um estado considerado de hipogonadismo parcial. As razões para isso são multifatoriais, mas um elemento-chave é o aumento da conversão de testosterona em estradiol catalisada pela alta concentração da enzima de conversão aromatase, expressada no tecido adiposo. O estradiol, por sua vez, reduz o hormônio luteinizante, induzindo, assim, a um estado adquirido de hipogonadismo hipogonadotrópico.[9-11]

Outra ação da testosterona é inibir a atividade da lipase lipoproteica, que diminui a captação de triglicerídeos por adipócitos e, portanto, também diminui a adiposidade visceral. Os níveis baixos de testosterona estão inversamente associados com aumento visceral da adiposidade e maior índice de massa corpórea.[12]

TRATAMENTO MULTIDISCIPLINAR

A idade para iniciar o tratamento é determinada em conjunto pela pessoa buscando a transição e os prestadores de cuidados de saúde. A equipe multidisciplinar deve contar com um profissional especialista em terapia hormonal e um profissional de saúde mental com conhecimento em transtorno de identidade de gênero (TIG). O bem-estar mental é consequência das mudanças físicas induzidas pela hormonioterapia.[2]

Antes do início do tratamento, deve-se pesquisar se os pacientes se encaixam em critérios clínicos para uso hormonal e atestar que não possuem condições médicas que possam ser exacerbadas pelo uso de esteroides (Tabela 1). O dano medicamentoso deve ser evitado principalmente em pacientes sem incongruência de gênero ou naqueles que, mesmo com o diagnóstico estabelecido, não se beneficiam das mudanças físicas causadas pelo tratamento. É importante avaliar a capacidade do paciente de aderir ao tratamento e seguir as instruções recomendadas pelo médico.[2]

TABELA 1. CRITÉRIOS PARA TRATAMENTO HORMONAL EM ADULTOS.
1. Disforia/incongruência de gênero persistente e bem documentada
2. Capacidade de tomar uma decisão plenamente informada e consentir ao tratamento
3. Maioridade civil consentida segundo as leis do país
4. As preocupações com a saúde mental, se presentes, devem ser razoavelmente bem controladas

Fonte: adaptada de Hembree et al.[2]

A assinatura do termo de consentimento ajuda os pacientes a entenderem melhor o processo de tratamento. Nesse termo, devem constar dados sobre os hormônios utilizados e seus efeitos colaterais, sobre a fertilidade e esclarecimentos sobre cirurgias. Ao assinar, o paciente se compromete com o tratamento e todos seus cuidados, evitando a automedicação e os erros de posologia.

Especial atenção deve ser dada à prevenção de câncer cervical. O risco está diretamente relacionado com a exposição ao HPV por relações sexuais com parceiros masculinos; como homens transgênero geralmente têm preferência por parceiras mulheres, o risco de câncer é reduzido. Diante desse baixo risco e do grande estresse emocional em ir ao consultório ginecológico, a conduta deve ser individualizada.[2]

TRATAMENTO MEDICAMENTOSO

O tratamento medicamentoso é idealmente iniciado após ampla discussão com a equipe multidisciplinar, com o diagnóstico de TIG já estabelecido e o paciente encaminhado para a psicologia. O tempo mínimo necessário de psicoterapia depende da rotina de cada centro de atendimento, podendo variar de quatro meses até dois anos.[13] O objetivo do tratamento é fazer o paciente se sentir mais confortável e, dessa forma, aumentar sua segurança psicológica. A meta é manter os níveis de testosterona no estado fisiológico normal para o gênero afirmado (geralmente entre 320 e 1.000 ng/dL).

Exames de imagem são imprescindíveis para descartar doenças oncológicas ou patologias que podem ser desencadeadas durante o tratamento. Exames laboratoriais também devem ser solicitados na primeira consulta para que se tenha uma base dos valores hormonais antes do tratamento e para mesurar resposta terapêutica no futuro, assim como mitigar alterações metabólicas consequentes do uso de esteroides (Tabela 2).

TABELA 2. EXAMES.

Imagens

Ultrassonografia de mama
Ultrassonografia de abdome
Densitometria óssea
Densitometria de corpo inteiro, se disponível

Laboratoriais

Hemograma completo
Bioquímica
Perfil glicêmico
Perfil lipídico
Transaminases
Testosterona total
LH, FSH
Prolactina
25-OH vitamina D
Doenças sexualmente transmissíveis

Fonte: adaptada de Hembree et al.[2]

Em homens transgênero, prefere-se o uso de testosterona por via intramuscular, subcutânea ou transdérmica. A via oral é pouco utilizada devido à imprevisibilidade dos níveis séricos e por exigir doses extremamente altas em razão da inativação da testosterona pelos efeitos da sua primeira passagem pelo fígado, resultando em dificuldades de se conseguir apresentações disponíveis. A via subcutânea pode ser utilizada por meio de aplicadores ou microincisão cirúrgica de *pellets*. Estudos comparando uso subcutâneo com intramuscular sugerem eficácia e segurança equivalentes.

Os ésteres de testosterona (fenilpropionato + isocaproato + propionato + decanoato, enantato ou cipionato de testosterona), apesar de apresentarem como vantagem o baixo custo, não conseguem reproduzir o ciclo fisiológico, atingindo níveis muito elevado nos primeiros dias e declínio ao longo do mês. A dose recomendada varia de 100 a 200 mg a cada 2 semanas. Já o undecanoato de testosterona, apesar do alto custo, tem como vantagem a comodidade terapêutica de ter a posologia trimestral e manter níveis mais estáveis de testosterona, não ultrapassando os valores fisiológicos. A dose utilizada é de 1000 mg a cada 12 semanas.

Por via transdérmica, pode-se fazer uso de adesivos, que proporcionam de 2,5 a 7,5 mg de testosterona ao dia, podendo causar irritação local; ou de gel de testosterona, que fornece 50 a 100 mg do hormônio ao dia, tendo como desvantagem o risco de transferência por contato e o alto custo (Tabela 3).[14-16]

TABELA 3. TERAPIA ANDROGÊNICA.	
Composição	**Dose**
Fenilpropionato + isocaproato + propionato + decanoato de testosterona	250 mg a cada 2 a 3 semanas
Enantato ou cipionato de testosterona	100 a 200 mg a cada 2 a 3 semanas
Undecanoato de testosterona	1.000 mg a cada 12 semanas
Gel transdérmico a 1%	50 a 100 mg/dia
Adesivo de testosterona	2,5 a 7,5 mg/dia

Fonte: adaptada de Hembree et al.[2]

A avaliação dos pacientes deve ser trimestral no primeiro ano e semestral após esse período. Deve-se medir a testosterona a cada nova visita médica até que se atinjam os níveis de normalidade dos homens cis. Se o paciente estiver fazendo uso de enantato, cipionato ou ésteres mensais de testosterona, deve-se dosar o hormônio na metade do intervalo entre aplicações. Em caso de uso de undecanoato de testosterona, mede-se imediatamente antes da injeção seguinte. Para o uso transdérmico, aguarda-se uma semana para medir em qualquer momento, mas respeitando um intervalo mínimo de duas horas após a aplicação diária. Também é importante avaliar o hematócrito e a hemoglobina a cada três meses no primeiro ano. Medidas de peso, pressão arterial e perfil lipídico devem ser feitas em cada consulta. A densitometria óssea, para avaliação da osteoporose, deve ser realizada em pacientes que descontinuaram ou são pouco aderentes à terapia.[2]

Na presença de útero e mamas, o seguimento para câncer deve seguir os mesmos protocolos para as mulheres, segundo orientações de sociedades médicas competentes.[2] Pode-se ainda considerar procedimentos de histerectomia e ooforectomia para eliminar riscos de câncer ginecológico, principalmente em homens transgênero com resistência a consulta com ginecologista. Outros agentes hormonais, como agonistas do hormônio liberador de gonadotrofina (GnRHa) ou progestágenos, raramente são necessários e são geralmente usados para supressão menstrual em homens transgênero que não atingem amenorreia.[17,18]

Semelhante à terapia em homens com hipogonadismo, o tratamento com testosterona resulta em modificações que afetam órgãos e sistemas (Figura 2):[2]

Psicossocial e sistema nervoso central
↓ Disforia de gênero
↓ Ansiedade
↓ Depressão
↑ Volume de massa cinzenta

Cabelo
↑ Pelos faciais e corporais
↑ Densidade, diâmetro e taxa de crescimento do cabelo
Alopecia

Tecido mamário
↓ Câncer de mama
↓ Tecido glandular
↑ Tecido conjuntivo fibroso

Sistema reprodutivo
Cessação da menstruação
↑ Tamanho do clitóris
↓ Espessamento do epitélio vaginal
Atrofia endometrial
Hiperplasia ovariana
Câncer de mama

Saúde sexual
↑ Desejo sexual

Pele
Acne

Voz
↓ Tom

Musculatura
↑ Massa magra
↑ Área da seção transversal
↑ Peso
↑ Força de preensão

Pressão arterial
↑ Pressão arterial sistêmica

Sangue
↑ Hematócrito e hemoglobina

Lipídios e metabolismo
↓ Colesterol HDL
↑ Triglicerídeos
↓ Globulina de ligação de hormônios sexuais (SHBG)

Hormônios
↓ Estradiol
↓ LH
↓ FSH
↓ Prolactina

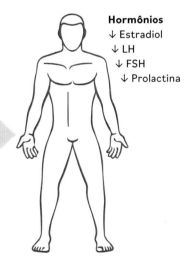

FIGURA 2. Efeitos da terapia com testosterona em homens transgênero.

Fonte: adaptada de IBGE.[1] Ilustrações: adaptadas de Dreamstime.

- sistema nervoso central: diminuição da disforia de gênero e, consequentemente, redução da ansiedade e depressão. Há também aumento da substância cinzenta cerebral;
- voz: agravamento no tom;
- mamas: diminuição do tecido glandular e aumento de tecido conjuntivo fibroso. Evidências científicas demonstram mais baixa incidência de câncer de mama em homens transgênero, ainda que possa ocorrer mesmo após a mastectomia;
- sistema reprodutor: clitoriomegalia, hiperplasia ovariana, aumento da libido. Interrupção dos ciclos menstruais ocorre geralmente após 2 a 3 doses de testosterona. Alguns dados de literatura relatam ainda atrofia de endométrio. Na persistência de sangramento uterino, pode-se utilizar medroxiprogesterona ou análogos de GnRH;
- sistema hematopoiético: aumento de hemoglobina e hematócrito;
- lipídios e gordura corporal: aumento de triglicerídeos, diminuição de colesterol HDL, redistribuição da gordura corporal;
- pele e fâneros: aumento da taxa de crescimento, diâmetro e densidade capilar. Há ainda aumento da oleosidade e manifestação de lesões acneiformes;
- músculos: aumento da massa magra, do diâmetro muscular, da força de preensão.

O tempo de surgimento das alterações corporais é bastante variável, assim como o tempo no qual essas mudanças atingem o efeito máximo (Tabela 4).

Efeitos colaterais

Devem ser monitorados efeitos adversos de alto risco, como eritrocitose (aumento de hematócrito maior que 50%), e de médio risco, como disfunção hepática, doença arterial coronariana, doença cerebrovascular e hipertensão arterial.

TABELA 4. EFEITOS DOS HORMÔNIOS ANDRÓGENOS.		
Efeito	**Surgimento**	**Efeito máximo**
Oleosidade da pele/acne	1 a 6 meses	1 a 2 anos
Aumento da pilosidade corporal e facial	6 a 12 meses	4 a 5 anos
Calvície androgenética	6 a 12 meses	Variável
Aumento da massa muscular	6 a 12 meses	2 a 5 anos
Redistribuição de gordura	1 a 6 meses	2 a 5 anos
Interrupção da menstruação	1 a 6 meses	Variável
Aumento do clitóris	1 a 6 meses	1 a 2 anos
Atrofia vaginal	1 a 6 meses	1 a 2 anos
Agravamento da voz	6 a 12 meses	1 a 2 anos

Fonte: adaptada de Hembree et al.[2]

Risco cardiometabólico

Embora o impacto da exposição crônica ao andrógeno não tenha sido bem estudado, a testosterona está associada a aumento do risco cardiovascular em mulheres. É importante avaliar biomarcadores e fatores de risco que podem predizer disfunção cardiovascular e doença em idades avançadas na vida, já que exposição à testosterona pode começar em uma idade em que o risco geral de eventos cardiovasculares é ainda baixo. O excesso de testosterona plasmática livre em mulheres é um preditor de aumento da pressão sanguínea e ativação simpática renal mediados pelo sistema nervoso simpático. Em coortes de pacientes jovens, a terapia com testosterona aumenta consistentemente a pressão arterial sistólica, triglicérides e LDL--colesterol e diminui o HDL-colesterol.[19-21] O hiperandrogenismo é um fator primário associado à disfunção endotelial e independente de lipídios, pressão arterial e IMC.[19]

Risco dermatológico

A terapia hormonal está associada a alterações na apresentação e gravidade da acne. A testosterona e a DHT ligam-se aos receptores de andrógenos nas células sebáceas, que aumentam o diâmetro da glândula. Os andrógenos criam queratinização em excesso e aumentam a produção de sebo, favorecendo o desenvolvimento de acne. A piora da acne observada em homens transgênero ocorre geralmente em 4 a 6 meses após o início do tratamento com testosterona e pode evoluir até os primeiros 2 anos. Geralmente, segue a distribuição do padrão masculino, com lesões mais graves e mais prevalentes na região dorsal em comparação à facial.[22] Em pacientes com predisposição genética, os andrógenos podem desencadear, ainda, o surgimento de alopecia androgenética.[2]

Apneia do sono

Os níveis de testosterona estão intimamente ligados ao ciclo do sono, aumentando durante o sono e diminuindo ao acordar. Evidências em pacientes hipogonádicos sugerem que altas doses de testosterona podem piorar, no curto prazo, a apneia obstrutiva do sono (AOS), mas os padrões respiratórios desordenados do sono podem se normalizar no longo prazo. Os possíveis mecanismos fisiopatológicos que causam a piora da AOS ao uso da testosterona envolvem aumento do anabolismo, com consequente aumento da resistência supraglótica; diminuição da sensibilidade ao O_2 e ao CO_2 devido ao aumento da saturação dos neuromoduladores que controlam a ventilação; e alteração da arquitetura do sono, com aumento o sono não relaxante (não REM). No entanto, permanece obscura a interferência da obesidade nessa relação, e também não se sabe se a relação pode ser extrapolada para a população de homens transgênero.[23]

Risco hematológico

Aumentos de hemoglobina e hematócrito foram observados com todas as formulações de testosterona (injeção intramuscular, oral, adesivo transdérmico, gel tópico, *pellets* subcutâneos, bucal), embora o efeito tenha sido mais significativo com injeções intramusculares. A incidência relatada de policitemia, definida como hemoglobina (Hb) maior que 18 g/dL ou hematócrito maior de 54%, varia de 2,5 a 40% em pacientes em uso de testosterona. A flebotomia terapêutica é frequentemente solicitada para pacientes com policitemia induzida por testosterona para diminuir o hematócrito.[24]

Risco hepático

Preocupações anteriores com relação à toxicidade hepática decorrente do uso de testosterona foram atenuadas devido a relatórios subsequentes indicando que o risco de doença hepática grave é mínimo quando utilizada a testosterona parenteral ou transdérmica.[2]

Fertilidade

Poucos são os dados existentes sobre o impacto da terapia hormonal na fertilidade futura, bem como sobre sua reversibilidade. A preservação da fertilidade em homens transgênero apresenta desafios, pois o processo de estimulação ovariana costuma ser caro, demorado e fisicamente invasivo. Homens transgênero não costumam procurar, logo de início, procedimentos de preservação da fertilidade, mas podem posteriormente requerer terapias para gestação, como tecnologias de reprodução assistida (ART) para a fertilidade atual ou futura e para a criopreservação do tecido ovariano.[25]

Discutir sobre fertilidade na primeira consulta é fundamental quando os pacientes são mais jovens, especialmente no caso de homens transgênero, já que muitos desejam ter filhos.[25] São desconhecidos os efeitos da testosterona na função ovariana, mas existem vários relatos de casos de gestação em homens transgênero após suspenção da testosterona.[26,27] Estudo de histologia ovariana demonstrou tecido funcional mesmo após um ano de uso de testosterona.[28] Em caso de gravidez, esta deve ser imediatamente suspensa, já que a testosterona é classificada como medicação de categoria X para uso na gestação, podendo causar virilização de feto feminino, principalmente quando utilizada no primeiro trimestre.

TRATAMENTO CIRÚRGICO

Os procedimentos cirúrgicos podem ser divididos em genitais (que afetam diretamente a fertilidade) e não genitais (que incluem torácicos/mamários e outros gerais). Assim como no tratamento hormonal, os pacientes devem preencher critérios para a cirurgia (Tabela 5), evitando-se realizar procedimentos naqueles cuja mudança social decorrente do tratamento hormonal foi insatisfatória, seja na esfera física, emocional ou nas relações sociais e privadas.[2]

Para homens transgênero, os procedimentos genitais incluem:[29]

- histerectomia e ooforectomia: remoção do útero e de um ou ambos os ovários, principalmente em pacientes com risco de malignidades ginecológicas ou persistência de menstruação apesar do tratamento hormonal;
- metoidioplastia e alongamento uretral: alargamento do tecido do clítoris com reposicionamento para aproximar à posição do pênis. O procedimento uretral permite a micção em posição ortostática;
- escrotoplastia e neofaloplastia: criação de saco escrotal e inserção de próteses testiculares e peniana;
- vaginectomia e colpectomia: fechamento e retirada da cavidade vaginal.

Os procedimentos não genitais incluem mastectomia subcutânea, remodelagem de tórax masculino e masculinização facial.[30]

TABELA 5. CRITÉRIOS PARA TRATAMENTO CIRÚRGICO EM ADULTOS.
Incongruência de gênero persistente e bem documentada
Idade para tomada de decisão segundo legislação local
Ter realizado tratamento hormonal de forma contínua e responsável por 12 meses
Ter vivido de forma bem-sucedida o papel do gênero desejado por 12 meses
Ter outras condições médicas significativas controladas
Demonstrar conhecimento dos aspectos práticos cirúrgicos, como tempo de hospitalização, complicações e reabilitação pós-cirúrgica

Fonte: adaptada de Hembree et al.[2]

CONCLUSÃO

O tratamento do transtorno de identidade de gênero em homens transgênero deve envolver uma equipe multidisciplinar treinada. O medicamento de escolha para alcançar as características sexuais masculinas secundárias é a testosterona. O objetivo da terapia é fazer com que as concentrações de testosterona sérica permaneçam na faixa de referência masculina.

Tanto a testosterona parenteral quanto a tópica possuem efeitos desejáveis e indesejáveis. Os efeitos positivos incluem aumento dos pelos faciais e corporais, aumento da massa magra e força, diminuição da massa gorda, aprofundamento da voz, aumento do desejo sexual, cessação da menstruação, aumento do clitóris e redução da disforia de gênero, da ansiedade e da depressão.

Os efeitos colaterais negativos ocorrem geralmente em doses mais elevadas e incluem aumento do risco cardiovascular, piora da oleosidade da pele e surgimento de acne, piora temporária da apneia do sono e aumento de hemoglobina e hematócrito. Antes do uso do hormônio, é importante discutir com o paciente a respeito de fertilidade futura e técnicas de preservação de óvulos. Deve-se, ainda, reservar os procedimentos cirúrgicos para aqueles que já têm idade legal para decidir acerca do tratamento desejado e que compreendem os riscos e benefícios da cirurgia.

A medicina transgênero é um campo relativamente novo e mais pesquisas são necessárias, especialmente na forma de estudos prospectivos mais longos e com mais abrangência e que incluam populações diversas.

REFERÊNCIAS

1. Instituto Brasileiro de Geografia e Estatística (IBGE). Estatísticas de gênero. Disponível em: <https://www.ibge.gov.br/apps/snig/v1/?loc=0>. Acesso em: 28 dez. 2020.

2. Hembree WC, Cohen-Kettenis PT, Gooren L, Hannema SE, Meyer WJ, Murad MH et al. Endocrine treatment of gender-dysphoric/gender-incongruent persons: an endocrine society clinical practice guideline. J Clin Endocrinol Metab. 2017;102(11):3869-3903.

3. Nieschlag E, Nieschlag S. Endocrine history: the history of discovery, synthesis and development of testosterone for clinical use. Eur J Endocrinol. 2019;180(6): R201-R212.

4. Irwig MS. Testosterone therapy for transgender men. Lancet Diabetes Endocrinol. 2017;5(4):301-311.

5. Nassar GN, Leslie SW. Physiology, testosterone. Atualizado em: 23 set. 2020. Treasure Island (FL): StatPearls Publishing, 2020. Disponível em: <https://www.ncbi.nlm.nih.gov/books/NBK526128/. Acesso em: 28 dez. 2020.

6. Szkodziak P. Congenital anomalies of the reproductive tract. Disponível em: <http://imul.umlub.pl/en/sites/default/files/

Congenital_anomalies_reproductiv_tract.pdf>. Acesso em: 10 mar. 2019 [indisponível em 06 jan. 2021].

7. Bain J. Testosterone and the aging male: to treat or not to treat? Maturitas. 2010;66(1):16-22.

8. Moffat SD, Zonderman AB, Metter EJ, Blackman MR, Harman SM, Resnick SM. Longitudinal assessment of serum free testosterone concentrations predicts memory performance and cognitive status in elderly men. J Clin Endocrinol Metab. 2002;87(11):5001–5007.

9. Pasquali R. Obesity and androgens: facts and perspectives. Fertil Steril. 2006;85(5):1319-1340.

10. Hammoud AD, Gibson M, Peterson CM, Hamilton BD, Carrell DT. Obesity and male reproductive potential. J Androl. 2006;27(5):619-626.

11. Vermeulen A, Kaufman JM, Deslypere JP, Thomas G. Attenuated luteinizing hormone (LH) pulse amplitude but normal pulse frequency, and its relation to plasma androgens in hypogonadism of obese men. J Clin Endocrinol Metab. 1993;76(5):1140-1146.

12. Kapoor D, Malkin CJ, Channer KS, Jones TH. Androgens, insulin resistance and vascular disease in men. Clin Endocrinol. 2005;63(3):239-250.

13. Costa EMF, Mendonça BB. Terapia hormonal no transexualismo. In: Vieira T, Paiva LAS (eds). Identidade sexual e transexualidade. São Paulo: Editora Roca, 2009. pp.111-123.

14. Gooren L. Hormone treatment of the adult transsexual patient. Horm Res. 2005;64(Suppl 2):31-36.

15. Moore E, Wisniewski A, Dobs A. Endocrine treatment of transsexual people: a review of treatment regimens, outcomes, and adverse effects. J Clin Endocrinol Metab. 2003;88(8):3467-3473.

16. Gooren LJG, Giltay EJ. Review of studies of androgen treatment of female-to- male transsexuals: effects and risks of administration of androgens to females. J Sex Med. 2008;5(4):765-776.

17. Wirtz AL, Poteat TC, Malik M, Glass N. Gender-based violence against transgender people in the United States: a call for research and programming. Trauma Violence Abuse. 2020;21(2):227-241.

18. Moravek MB, Kinnear HM, George J, Batchelor J, Shikanov A, Padmanabhan V et al. Impact of exogenous testosterone on reproduction in transgender men. Endocrinology. 2020;161(3):bqaa014.

19. Gulanski BI, Flannery CA, Peter PR, Leone CA, Stachenfeld NS. Compromised endothelial function in transgender men taking testosterone. Clin Endocrinol (Oxf). 2020;92(2):138-144.

20. Quirós C, Patrascioiu I, Mora M, Aranda GB, Hanzu FA, Gómez-Gil E et al. Effect of cross-sex hormone treatment on cardiovascular risk factors in transsexual individuals. Experience in a specialized unit in Catalonia. Endocrinol Nutr. 2015;62(5):210-216.

21. Wierckx K, van Caenegem E, Schreiner T, Haraldsen I, Fisher AD, Toye K et al. Cross-sex hormone therapy in trans persons is safe and effective at short-time follow-up: results from the European network for the investigation of gender incongruence. J Sex Med. 2014;11(8):1999-2011.

22. Ragmanauskaite L, Kahn B, Ly B, Yeung H. Acne and the lesbian, gay, bisexual, or transgender teenager. Dermatol Clin. 2020;38(2):219-226.

23. Payne K, Lipshultz LI, Hotaling JM, Pastuszak AW. Obstructive sleep apnea and testosterone therapy. Sex Med Rev. 2020;S2050-0521(20):30040-30048.

24. van Buren NL, Hove AJ, French TA, Gorlin JB. Therapeutic phlebotomy for testosterone-induced polycythemia: a blood center's perspective. Am J Clin Pathol. 2020;154(1):33-37.

25. Wierckx K, van Caenegem E, Pennings G, Elaut E, Dedecker D, de Peer FV et al. Reproductive wish in transsexual men. Hum Reprod. 2012;27(2):483-487.

26. Light AD, Obedin-Maliver J, Sevelius JM, Kerns JL. Transgender men who experienced pregnancy after female-to-male gender transitioning. Obstet Gynecol. 2014;124(6):1120-1127.

27. Light A, Wang LF, Zeymo A, Gomez-Lobo V. Family planning and contraception use in transgender men. Contraception. 2018;98(4):266-269.

28. De Roo C, Lierman S, Tilleman K, Peynshaert K, Braeckmans K, Caanen M et al. Ovarian tissue cryopreservation in female-to-male transgender people: insights into ovarian histology and physiology after prolonged androgen treatment. Reprod Biomed Online. 2017;34(6):557-566.

29. Selvaggi G, Ceulemans P, de Cuypere G, VanLanduyt K, Blondeel P, Hamdi M et al. Gender identity disorder: general overview and surgical treatment for vaginoplasty in male-to-female transsexuals. Plast Reconstr Surg. 2005;116(6):135e-145e.

30. Selvaggi G1, Bellringer J. Gender reassignment surgery: an overview. Nat Rev Urol. 2011;8(5):274-282.

Capítulo 6

TRATAMENTO DA MULHER TRANSGÊNERO

Marcelo Rocha Nasser Hissa

INTRODUÇÃO

Estima-se que de 8 a 25 milhões de indivíduos em todo o mundo se identificam como transgênero. O número preciso de pacientes com transtorno de identidade de gênero (TIG) em uma determinada população depende da definição usada. Alguns estudos com pacientes que foram tratados com hormônio e submetidos a cirurgia descrevem a relação de 1 a cada 11.900 pessoas. Outro estudo, com pacientes usando apenas estrogênio, relata 1 a cada 10.154 pessoas. Dados da Administração de Saúde dos Veteranos dos Estados Unidos relataram prevalência ligeiramente maior, de 3,29 em 10.000 pessoas.[1]

Pessoas transgênero apresentam prevalência mais elevada de problemas de saúde mental, particularmente depressão, ansiedade e automutilação. Contudo, de acordo com a literatura médica, esses problemas reduzem consideravelmente após o tratamento hormonal.[2]

O objetivo do tratamento de mulheres transgênero (homens biológicos que se identificam como mulheres) é de alinhar a anatomia externa com a identidade de gênero. O tratamento orientado pelas diretrizes da Endocrine Society inclui estrogênios em combinação com medicações que antagonizam os efeitos de andrógenos.[3]

Os efeitos mais esperados ao início do tratamento são crescimento da mama, redução do crescimento de pelos faciais e corporais e redistribuição de gordura em um padrão feminino. Os possíveis efeitos colaterais devem ser sempre abordados, principalmente ao se tratar pacientes com alto risco de doença tromboembólica.

A compreensão muito melhorada dos transtornos de identidade de gênero pelas próprias pacientes e pelos profissionais da saúde, bem como a maior aceitação na sociedade, contribuem para que a satisfação geral após o tratamento seja alta e que menos pessoas tenham dúvidas sobre suas decisões de tratamento ao longo do tempo.[2]

EMBRIOLOGIA GINECOLÓGICA

O embrião inicial tem um sistema urogenital bipotencial, que pode prosseguir para o desenvolvimento de um sistema reprodutor masculino ou feminino. O determinante para a diferenciação é o gene SRY ligado ao cromossomo Y; na ausência deste, a gônada indiferente irá se diferenciar em ovários. Consequentemente, pela ausência da produção de testosterona e hormônio antimülleriano (AMH), ocorrerá o desenvolvimento do seio urogenital feminino. O ducto de Wolff, nessa condição, não consegue se proliferar e regride passivamente. O desenvolvimento do ducto mülleriano formará o oviduto, o útero e a parte superior da vagina. O seio urogenital dará origem à região inferior da vagina (Figura 1).[4,5]

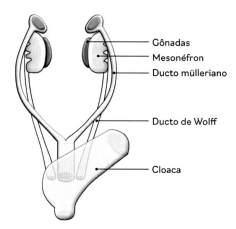
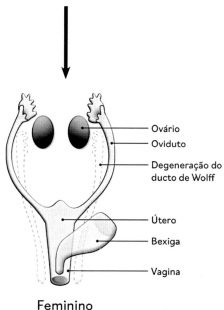

FIGURA 1. Embriologia ginecológica.
Fonte: adaptada de Szkodziak.[5] Ilustração: Paula Cortinovis.

A genitália externa é formada inicialmente do tubérculo genital sexualmente indiferente. Na ausência de andrógenos, a glande forma o clitóris e prolifera apenas marginalmente em comparação com os homens. As pregas uretrais e protuberâncias labioescrotais não se fundem na linha média e continuam para formar os lábios menores e os lábios maiores, respectivamente.[4]

FISIOLOGIA GINECOLÓGICA

Até a menopausa, os ovários são a principal fonte de 17β-estradiol, formado pela clivagem da cadeia lateral do colesterol. Na pós-menopausa, o estrogênio circulante é a estrona, produzida principalmente pelo tecido adiposo a partir da de-hidroepiandrostenediona secretada pelas adrenais. O estrogênio entra na circulação sistêmica como um hormônio livre ou ligado a uma proteína, como globulina ligadora de hormônio sexual (SHBG) ou albumina. O estrogênio não ligado a proteínas tem a propriedade de se difundir nas células, atravessando a membrana plasmática livremente.

Durante a puberdade, com a elevação dos níveis séricos do estrógeno, o tecido mamário até então dormente se desenvolve, levando à primeira mudança somática notável. O estroma interlobular compreende a maior parte do volume mamário e é a principal causa da sua variabilidade. A progesterona, por sua vez, estimula o crescimento lobular e o brotamento alveolar.[6]

Nos ossos, os estrógenos regulam os osteoblastos e aumentam a síntese de colágeno I, osteocalcina, osteopontina, fosfatase alcalina e outros mediadores da diferenciação dos osteoblastos. Os osteoblastos atuam aumentando a produção de osteoprotegerina, que impede a diferenciação dos precursores dos osteoclastos em osteoclastos maduros, amplificando a apoptoses destes. O estrógeno inibe a ativação da remodelação óssea, efeito que é provavelmente mediado pelo osteócito, e promove, ainda, o fechamento das epífises ósseas após o fim da puberdade. Durante a menopausa, a densidade mineral óssea diminui paralelamente ao declínio dos níveis hormonais.[7]

Os estrógenos elevam discretamente os triglicerídeos e reduzem o colesterol total, com aumento do colesterol HDL (lipoproteína de alta densidade) e diminuição do LDL (lipoproteína de baixa densidade). Atuam também nas vias de coagulação e fibrinolíticas. Na menopausa, os níveis de estrona estão associados à geração de trombina, um passo central na cascata de coagulação, aumentando significativamente o risco potencial de trombose. Estrógenos têm grande impacto na circulação, influenciando a função vascular, a expressão de proteínas de adesão e o estado inflamatório, além de estimular a produção de óxido nítrico (NO) e o relaxamento da parede vascular.[8,9]

FISIOLOGIA DO CICLO MENSTRUAL

O ciclo menstrual ovulatório é o resultado da ação integrada do hipotálamo, da hipófise, do ovário e do endométrio. A secreção pulsátil de hormônio liberador da gonadotrofina (GnRH) estimula a glândula pituitária a secretar o hormônio luteinizante (LH) e o hormônio folículo estimulante (FSH). O folículo ovariano é composto por células da teca, células da granulosa e oócitos. No folículo ovariano, o LH estimula as células da teca a produzirem androstenediona. Nas células da granulosa de pequenos folículos antrais, o FSH estimula a síntese de aromatase, que catalisa a conversão da androstenediona derivada da teca em estradiol.

Uma concentração crítica de estradiol, produzida a partir de um grande folículo antral dominante, causa *feedback* positivo no hipotálamo, resultando em aumento na secreção de GnRH e aumento súbito de LH. O pico de LH causa o início do processo de ovulação. Após a ovulação, o folículo é transformado em corpo lúteo, que é estimulado pelo LH ou pela gonadotrofina coriônica (hCG) (se a gravidez ocorrer) para secretar progesterona. A progesterona prepara o endométrio para a implantação do concepto, enquanto o estradiol estimula a proliferação do endométrio. Juntos, estradiol e progesterona causam a diferenciação do endométrio para epitélio secretor. Durante a fase lútea média do ciclo, no pico de produção de progesterona, o endométrio secretor está perfeitamente preparado para a implantação de um embrião.

Em um ciclo de 28 dias menstruais, a ovulação normalmente ocorre em torno do 14º dia. O primeiro dia do ciclo menstrual é considerado o primeiro dia de sangramento. A menstruação geralmente dura de 4 a 7 dias. A fase proliferativa do ciclo menstrual começa após o término da menstruação e se estende até a ovulação, no dia 14 do ciclo. O pós-ovulação ou fase secretora estende-se do dia 14 ao dia 28 do ciclo e início do sangramento menstrual.[10]

TRATAMENTO MULTIDISCIPLINAR

Assim como no homem transgênero, o tratamento da mulher transgênero deve incluir uma equipe multidisciplinar, com a participação de profissionais da saúde mental capacitados para lidar com TIG e profissionais com conhecimento de terapia hormonal. O objetivo do tratamento é reduzir os níveis de andrógenos e aumentar os níveis hormonais de estrógeno, que induzem as características sexuais femininas.[3]

Antes da prescrição hormonal, a disforia de gênero precisa ser ratificada e as comorbidades psiquiátricas, controladas por médicos experientes. Respeitando a idade consentida pela legislação vigente, os pacientes devem ter capacidade de tomar as decisões e documentar tal capacidade por meio de assinatura do termo de consentimento esclarecido.[3] Tempo mínimo de 4 a 24 meses de psicoterapia é usado como critério para o início do tratamento.[3,11] Triagem radiológica e bioquímica antes das condutas medicamentosas são necessárias (Tabela 1). A cessação do tabagismo deve ser fortemente recomendada em razão do aumento de risco de tromboembolismo e complicações cardiovasculares.

TABELA 1. EXAMES PRÉ-TRATAMENTO MEDICAMENTOSO.

Imagens

Ultrassonografia de mama

Ultrassonografia de abdome

Ultrassonografia de bolsa escrotal (avaliar presença de criptorquidismo)

Ultrassonografia de próstata, para pacientes maiores de 50 anos ou, em caso de história familiar positiva, para maiores de 40 anos

Doppler venoso de membros inferiores

Densitometria óssea

Densitometria de corpo inteiro, se disponível

Laboratoriais

Hemograma completo

Bioquímica

Perfil glicêmico

Perfil lipídico

Transaminases

Testosterona total

LH, FSH

Prolactina

Estradiol

PSA

Marcadores de coagulação se houver risco elevado de trombose venosa ou história familiar positiva – PCR, fibrinogênio, homocisteína, lipoproteína (a)

Doenças sexualmente transmissíveis

Fonte: adaptada de Hembree et al.[3]

TRATAMENTO MEDICAMENTOSO

O tratamento medicamentoso é complexo, pois requer alterar o equilíbrio entre estrógeno e andrógenos. A suplementação com estrógenos reduz as concentrações séricas de testosterona por meio do *feedback* negativo no eixo hipotálamo-hipófise-gonadal, porém, a testosterona, apesar de atingir valores subfisiológicos no homem, permanece suprafisiológica na mulher (200 a 300 ng/dL). O bloqueio da produção ou do receptor de andrógeno é necessário com terapia adjuvante antiandrogênica.[3]

Terapia antiandrogênica

Estão disponíveis como adjuvantes os medicamentos antiandrogênicos, os progestágenos e os análogos do hormônio liberador de gonadotrofina (GnRHa). Os mais indicados são a espironolactona e a ciproterona. Ambos são bastante eficazes quando administrados em adição ao estrogênio para diminuir as concentrações de testosterona. Os GnRHa, como leuprorrelina, triptorrelina ou gosserrelina, atuam reduzindo a secreção do hormônio luteinizante e do hormônio folículo-estimulante, o que leva à diminuição da estimulação da produção testicular de testosterona (Tabela 2).

TABELA 2. TERAPIA ANTIANDROGÊNICA.

Composição	Dose	Custo
Acetato de ciproterona	25 a 50 mg ao dia	Baixo
Espironolactona	100 a 300 mg ao dia	Muito baixo
Agonista de GnRH		Alto
Leuprorrelina, gosserrelina	3,75 mg mensal ou 11,25 mg trimestral	
Triptorrelina	3,6 mg mensal ou 10,8 mg trimestral	

A espironolactona é mais conhecida como diurético poupador de potássio por atuar como antagonista da aldosterona. Utilizada em doses de até 300 mg por dia, tem efeitos antagonistas no receptor de androgênio e pode atuar como agonista do receptor de estrogênio. A dosagem rotineira de potássio deve ser realizada a cada 3 a 4 meses nos primeiros dois anos e, depois, anualmente, em decorrência do risco de hipercalemia, especialmente em pacientes com insuficiência renal.

Acetato de ciproterona é um composto progestágeno com propriedades antiandrogênicas que age por meio do antagonismo ao receptor de androgênio, podendo ser utilizado em doses de até 50 mg por dia. Estudos demonstraram que a ciproterona, em combinação com o estradiol, reduz a testosterona total sérica para valores menores que 30 ng/dL.[12] A ocorrência de meningiomas foi associada ao uso de longo prazo de ciproterona em doses de 25 mg ou mais por dia, assim como piora da depressão.[3] Não há estudos comparativos que estabeleçam a superioridade da ciproterona em relação à espironolactona para reduzir a testosterona.

O uso da progesterona para aumentar o crescimento da mama não está indicado pela ausência de evidências quanto à sua eficácia. Seu uso combinado com estrogênio em mulheres não transgênero está associado a risco aumentado de doença cardiovascular e de tromboembolismo. Finasterida, um inibidor da 5α-redutase, também não deve ser utilizada por aumentar a concentração de testosterona ao bloquear a síntese de di-hidrotestosterona e por agravar quadros de depressão.[1,13]

Terapia estrogênica

O tratamento com estrógeno varia em cada região do mundo a depender da disponibilidade de formulações do hormônio. Não são recomendados estrogênios sintéticos, como o etinilestradiol em decorrência da impossibilidade de mensuração dos níveis sanguíneos e do aumento de risco de tromboembolismo.[14]

Podem ser usados estrogênios conjugados orais ou transdérmicos, como o 17β-estradiol. Não há ainda dados bem estabelecidos sobre as diferenças entre o uso oral e o transdérmico, contudo, em decorrência do efeito de primeira passagem hepática, acredita-se que a via oral tem maior potencial trombogênico. Transdérmicos do tipo adesivo tem a comodidade de só precisarem ser trocados a cada 3 a 5 dias. Estrogênio injetável ou sublingual são mais difíceis de monitorar em decorrência dos picos plasmáticos mais elevados. Em pacientes mais idosas, preparações injetáveis e transdérmicas de cipionato ou valerato de estradiol apresentam, como vantagem, menor risco de doença tromboembólica (Tabela 3).

Deve-se monitorar estradiol sérico e testosterona sérica a cada 3 a 6 meses nos primeiros dois anos de terapia e, depois, anualmente, com objetivo de mantê-los no nível para mulheres na pré-menopausa (100 a 200 pg/mL e 50 ng/dL, respectivamente). Não se conhece a concentração mínima de estradiol que resulte em feminização adequada com o menor risco de complicações.

TABELA 3. TERAPIA ESTROGÊNICA.

Composição	Dose	Via de administração
Valerato de estradiol	2 a 6 mg/dia	Oral
Estradiol micronizado	2 a 6 mg/dia	Oral
Adesivo de estrogênio	25 a 250 mcg/dia	Transdérmico
Valerato de estradiol	5 a 30 mg a cada 2 semanas	Intramuscular
Cipionato de estradiol	2 a 10 mg a cada 2 semanas	Intramuscular

As mudanças corporais iniciam-se no intervalo dos primeiros 3 a 12 meses e incluem diminuição do desejo sexual, diminuição das ereções espontâneas, diminuição da oleosidade da pele, aumento do tecido mamário e redistribuição da gordura corporal. Após longo período de uso, observa-se também atrofia prostática e testicular (Tabela 4 e Figura 2).

TABELA 4. EFEITOS DO ESTRÓGENO E TERAPIA ANTIANDROGÊNICA.		
Efeito	**Surgimento**	**Efeito máximo**
Redistribuição da gordura corporal	3 a 6 meses	2 a 3 anos
Diminuição da massa muscular e força	3 a 6 meses	1 a 2 anos
Diminuição da oleosidade da pele	3 a 6 meses	Desconhecido
Diminuição do desejo sexual	1 a 3 meses	3 a 6 meses
Diminuição das ereções espontâneas	1 a 3 meses	3 a 6 meses
Disfunção sexual masculina	Variável	Variável
Crescimento de mamas	3 a 6 meses	2 a 3 anos
Diminuição do volume testicular	3 a 6 meses	2 a 3 anos
Diminuição da produção de espermatozoide	Desconhecido	Mais de 3 anos
Diminuição da pilificação corporal	6 a 12 meses	Mais de 3 anos
Mudança da voz	Não ocorre	-

Fonte: adaptada de Hembree et al.[3]

Psicossocial e sistema nervoso central
↓ Disforia de gênero
↓ Ansiedade
↓ Depressão
↑ Qualidade de vida

Tecido mamário
↑ Tecido mamário

Pele
↓ Acne e oleosidade
↑ Suavidade

Sistema reprodutivo
↓ Ereção
↓ Tamanho da próstata
↓ Qualidade e número de espermatozoides

Composição corporal
↓ Massa magra
↑ Massa gorda
↑ Gordura visceral

Cabelo e pelos
↓ Pelos corporais e faciais
↓ Calvície de padrão masculino

Voz
Sem mudanças

Pressão arterial
↓ Pressão arterial sistêmica

Sangue
↓ Hematócrito e hemoglobina

Hormônios
↓ Testosterona
↓ LH
↓ FSH
↑ Prolactina

Lipídios e metabolismo
↑ Colesterol HDL
↑ Triglicerídeos

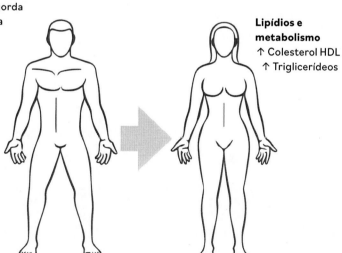

FIGURA 2. Efeitos da terapia com testosterona em mulheres transexuais.

Fonte: adaptada de Tangpricha et al.[1] Ilustrações: adaptadas de Dreamstime.

Observa-se que o desenvolvimento das mamas em mulheres transgênero passa por estágios semelhantes ao de mulheres na puberdade, obedecendo os estágios de acordo com o sistema de Tanner e sendo radiograficamente indistinguíveis de mulheres cis.[6,15] O desenvolvimento máximo ocorre geralmente 2 anos após o início do tratamento (Figura 3).[16]

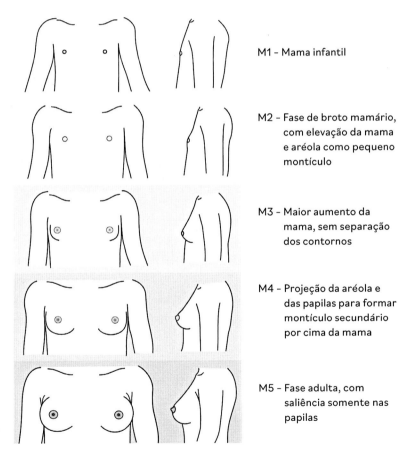

FIGURA 3. Estágio de Tanner para desenvolvimento mamário.

Fonte: adaptada de Tanner.[16] Ilustrações: adaptada de Michał Komorniczak, Creative Commons Attribution—Share Alike 3.0.

Efeitos colaterais

É importante observar, nas pacientes que farão uso de estrógeno por tempo prolongado, a possibilidade do aumento de risco cardiovascular e do surgimento de varizes, trombose, alguns cânceres e piora dos quadros de enxaqueca. Quando associado com espironolactona, pode ainda ocorrer hipercalemia, tonturas, ressecamento da pele e gastrite. As contraindicações clínicas para uso da terapia hormonal são: evento prévio ou atual de doença trombótica, trombofilia, angina, infarto do miocárdio ou acidente vascular cerebral, hipertrigliceridemia grave e colelitíase. O tratamento só deve ser iniciado se outras doenças crônicas estiverem bem controladas.

Risco tromboembólico

Trombose venosa profunda (TVP) é uma das complicações mais temidas em estudos de contraceptivos orais e reposição hormonal pós-menopausa. O risco de TVP é crescente com a duração do uso de estrógeno, mas, ao longo da vida, varia entre 1 e 5%.[17] Deve-se ter especial cuidado com pacientes acima dos 40 anos, tabagistas, obesas ou com outros fatores de risco. A pesquisa para trombofilia deve ser reservada às pacientes com história prévia de TVP.

Os riscos podem ser mitigados modificando-se a via de administração, com preferência para a via transdérmica, principalmente no caso de pacientes fumantes.[17-20] Não há dados na literatura que demonstrem benefícios do uso de aspirina profilática ou anticoagulação em pacientes com alto risco de trombose. Em caso de cirurgia, é recomendado fazer profilaxia pré-operatória e suspender o estrógeno duas semanas antes, retomando apenas três semanas após início da deambulação do paciente.[1,20]

Risco neuroendócrino

A dosagem de prolactina deve ser realizada inicialmente e depois revista anualmente em decorrência do risco aumentado de crescimento das células lactotróficas na hipófise. Estudos demonstraram que até 20% das mulheres transgênero podem ter elevações nos níveis de prolactina associadas ao aumento da glândula pituitária.[21,22] A redução da dose ou descontinuação do estrógeno ou da ciproterona devem ser suficientes para a normalização dos níveis de prolactina. Pacientes em uso de psicotrópicos para controle de comorbidades psiquiátricas também podem ter prolactina elevada.

Risco ósseo

O pico de massa óssea e mineralização se correlacionam mais com o estrógeno do que com a testosterona. Baixa densidade óssea é comum após a gonadectomia se o estrógeno não for prescrito em doses adequadas. Não há diretrizes orientando quanto ao rastreamento de osteoporose na população transgênero, sendo recomendação de especialistas realizar densitometria óssea após os 40 anos de idade se fatores de risco estiverem presentes ou se houver história pessoal de fratura.[1,23]

Risco metabólico

O efeito do estrogênio no sistema cardiovascular não é inteiramente compreendido e vários estudos tentam demonstrar a influência hormonal. O estrogênio interage com o sistema de coagulação, a via fibrinolítica, a ativação e a agregação plaquetárias, interferindo nos fatores de risco cardiovascular, como os níveis de colesterol.

O tratamento de mulheres na pós-menopausa com estrogênio associa-se a aumento nos triglicerídeos e lipoproteína de alta densidade (HDL) e diminuição no colesterol total e lipoproteína de baixa densidade (LDL). Uma metanálise com mulheres transgênero demonstrou aumento de triglicerídeos séricos, enquanto um estudo prospectivo relatou aumento de HDL e diminuição de LDL.[24,25]

A prevenção primária da doença cardiovascular pode ser realizada por meio do controle dos fatores de risco, por isso são recomendados interrupção do tabagismo, manutenção de peso normal e controle da hipercolesterolemia e da hipertensão arterial. Alguns estudos sugerem risco três vezes maior de mortalidade com o uso de etinilestradiol.[3] Não há estudos sobre as estratégias de prevenção secundárias.[3]

Risco oncológico

Evidências sobre a relação entre câncer de mama e estrogenioterapia ainda são controversas. Alguns estudos sugerem aumento do risco de câncer de mama em mulheres transexuais; outros, apontam que mulheres com hipogonadismo primário exibiram uma significativa redução na incidência. Pesquisas com objetivos a longo prazo ainda são necessárias para melhor avaliação dessa relação. Na ausência de diretrizes claras sobre o início do rastreamento de mamografia, deve-se seguir as orientações das sociedades especializadas para mulheres cis.[26]

O câncer de próstata apresenta incidência baixa em mulheres transgênero, já que a castração (tanto clínica quanto cirúrgica) é o tratamento primário do câncer. Diante do desconforto de agendar consultas para avaliação de próstata, recomenda-se que as mulheres que fizeram a transição após os 20 anos de idade façam exames anuais de toque após completarem 50 anos.[3,27]

Fertilidade e lactação

A paciente deve ser informada que o tratamento hormonal reduz a quantidade e a qualidade do esperma e resulta em infertilidade irreversível, mesmo depois da interrupção do estrógeno. A criopreservação de espermatozoides pode ser incentivada a partir das fases finais da puberdade, com a espermatogênese. Deve-se ainda alertar que o tratamento com hormônios sexuais não é um método anticoncepcional eficaz.[28]

Existem relatos esporádicos que demonstram a possibilidade de indução da lactação em mulheres transgênero. Os protocolos de indução incluem uso de níveis elevados de estradiol e progesterona, com redução posterior para simular o nascimento; medicações que promovem aumento de prolactina; e utilização de bomba de sucção para estimular o mamilo em intervalos regulares. Um dos casos relatados foi possível por meio do uso de domperidona, estradiol, progesterona, espironolactona e estimulação mamilar regular.[29,30]

TRATAMENTO CIRÚRGICO

À exceção da atrofia testicular, os órgãos sexuais primários não são tão afetados pela terapia hormonal quanto as características sexuais secundárias. As cirurgias de reafirmação de gênero, também conhecidas como cirurgias de redesignação sexual, têm como objetivo melhorar a percepção das pacientes sobre os seus corpos. Quando combinados com terapia hormonal, a cirurgia melhora a disforia de gênero, os sintomas psiquiátricos, a satisfação sexual e a qualidade de vida, além de reduzir as taxas de suicídio.[30]

Para início do tratamento cirúrgico, as pacientes devem preencher critérios de elegibilidade:

- diagnóstico deve ser ratificado;
- idade legal permitida pela legislação local;
- ter feito tratamento hormonal por no mínimo um ano;
- ter vivido como o gênero desejado por no mínimo um ano;
- ter comorbidades controladas;
- ter plena consciência dos procedimentos, complicações, tempo de recuperação e resultados estéticos possíveis.

As cirurgias genitais incluem penectomia, orquiectomia seguida de vaginoplastia, clitoroplastia e vulvoplastia. No tórax, inclui a mamoplastia com implantes de silicone. Outros procedimentos incluem cirurgia facial de feminização, lipoaspiração, *lipofilling*, aumento de glúteo e reconstrução de cabelo. Importante salientar que, após a gonadectomia, as concentrações de testosterona caem para quase zero – apenas uma pequena quantidade é produzida pelas glândulas suprarrenais – e, portanto, os antiandrógenos podem ser descontinuados. Deve-se aguardar um tempo mínimo de dois anos de terapia estrogênica para a realização da cirurgia de mama, pois os seios continuam a crescer durante esse tempo.[3]

CONCLUSÃO

O tratamento da mulher transgênero apresenta uma complexidade adicional porque exige o equilíbrio entre os androgênios e o estrogênio. A terapia antiandrogênica é necessária para alcançar a supressão de testosterona. Geralmente, essa terapia envolve espironolactona, ciproterona ou agonistas de GnRH.

A terapia feminizante é feita com estrogênio administrado por via transdérmica, oral ou intramuscular. O início das mudanças corporais ocorre entre 1 e 3 meses e as modificações continuam por até dois anos. São esperados desenvolvimento da mama, redistribuição de gordura corporal e diminuição da massa muscular.

O tratamento é bastante seguro, mas o monitoramento para o controle de potenciais efeitos colaterais graves, como tromboembolismo, deve ser constante. É importante também vigiar a saúde óssea, os níveis de prolactina, o risco cardiovascular e o surgimento de neoplasia de mama e próstata. Diante da infertilidade irreversível, é fundamental discutir fertilidade e preservação de espermatozoides antes da prescrição médica. A cirurgia fica reservada para as pacientes que já fizeram uso de hormônios por um ano e desejam mudanças dos órgãos sexuais primários e mudanças estéticas.

REFERÊNCIAS

1. Tangpricha V, den Heijer M. Oestrogen and anti-androgen therapy for transgender women. Lancet Diabetes Endocrinol. 2017;5(4):291-300.

2. T'Sjoen G, Arcelus J, Gooren L, Klink DT, Tangpricha V. Endocrinology of transgender medicine. Endocr Rev. 2019;40(1):97-117.

3. Hembree WC, Cohen-Kettenis PT, Gooren L, Hannema SE, Meyer WJ, Murad MH et al. Endocrine treatment of gender-dysphoric/gender-incongruent persons: an endocrine society clinical practice guideline. J Clin Endocrinol Metab. 2017;102(11):3869-3903.

4. Pask A. The reproductive system. Adv Exp Med Biol. 2016;886:1-12.

5. Szkodziak P. Congenital anomalies of the reproductive tract. Disponível em: <http://imul.umlub.edu.pl/en/sites/default/files/Congenital_anomalies_reproductiv_tract.pdf>. Acesso em: 10 mar. 2019 [indisponível em 6 jan. 2021].

6. Reisman T, Goldstein Z, Safer JD. A review of breast development in cisgender women and implications for transgender women. Endocr Pract. 2019;25(12):1338-1345.

7. Khosla S, Oursler MJ, Monroe DG. Estrogen and the skeleton. Trends Endocrinol Metab. 2012;23(11):576-81.

8. Santen RJ, Simpson E. History of estrogen: its purification, structure, synthesis, biologic actions, and clinical implications. Endocrinology. 2019;160(3):605-625.

9. Knowlton AA, Lee AR. Estrogen and the cardiovascular system. Pharmacol Ther. 2012;135(1):54-70.

10. Barbieri RL. The endocrinology of the menstrual cycle. Methods Mol Biol. 2014; 1154:145-69.

11. Costa EMF, Mendonça BB. Terapia hormonal no transexualismo. In: Vieira T, Paiva LAS (eds). Identidade sexual e transexualidade. São Paulo: Editora Roca, 2009. pp.111-123.

12. Toorians AWFT, Thomassen MCLGD, Zweegman S, Magdeleyns EJP, Tans G, Gooren LJG et al. Venous thrombosis and changes of hemostatic variables during cross-sex hormone treatment in transsexual people. J Clin Endocrinol Metab. 2003;88(12):5723-5729.

13. Barsoum MK, Heit JA, Ashrani AA, Leibson CL, Petterson TM, Bailey KR. Is progestin an independent risk factor for incident venous thromboembolism? A population-based case-control study. Thromb Res. 2010;126(5):373-378.

14. Radix A, Sevelius J, Deutsch MB. Transgender women, hormonal therapy and HIV treatment: a comprehensive review of the literature and recommendations for best practices. J Int AIDS Soc. 2016;19(3 Suppl 2):20810.

15. Asscheman H, Giltay EJ, Megens JAJ, Ronde WP, van Trotsenburg MAA, Gooren LJG. A long-term follow-up study of mortality in transsexuals receiving treatment with cross-sex hormones. Eur J Endocrinol. 2011;164(4):635-642.

16. Tanner JM. Growth at adolescence. 2.ed. Oxford: Blackwell, 1962.

17. Abou-Ismail MY, Citla Sridhar D, Nayak L. Estrogen and thrombosis: a bench to bedside review. Thromb Res. 2020;192:40-51.

18. van Kesteren PJ, Asscheman H, Megens JA, Gooren LJ. Mortality and morbidity in transsexual subjects treated with cross-sex hormones. Clin Endocrinol (Oxf). 1997; 47(3):337-342.

19. Ott J, Kaufmann U, Bentz EK, Huber JC, Tempfer CB. Incidence of thrombophilia and venous thrombosis in transsexuals under cross-sex hormone therapy. Fertil Steril. 2010;93(4):1267-1272.

20. Shatzel JJ, Connelly KJ, DeLoughery TG. Thrombotic issues in transgender medicine: a review. Am J Hematol. 2017;92(2):204-208.

21. Serri O, Noiseux D, Robert F, Hardy J. Lactotroph hyperplasia in an estrogen treated male-to-female transsexual patient. J Clin Endocrinol Metab. 1996;81(9):3177-3179.

22. Asscheman H, Gooren LJ, Assies J, Smits JP, de Slegte R. Prolactin levels and pituitary enlargement in hormone-treated male-to-female transsexuals. Clin Endocrinol (Oxf). 1988;28(6):583-588.

23. Stevenson MO, Tangpricha V. Osteoporosis and bone health in transgender persons. Endocrinol Metab Clin North Am. 2019;48(2):421-427.

24. Elbers JMH, Giltay EJ, Teerlink T, Scheffer PG, Asscheman H, Seidell JC et al. Effects of sex steroids on components of the insulin resistance syndrome in transsexual subjects. Clin Endocrinol (Oxf). 2003;58(5):562-571.

25. Murad MH, Elamin MB, Garcia MZ, Mullan RJ, Murad A, Erwin PJ et al. Hormonal therapy and sex reassignment: a systematic review and meta-analysis of quality of life and psychosocial outcomes. Clin Endocrinol (Oxf). 2010;72(2):214-231.

26. Patel H, Arruarana V, Yao L, Cui X, Ray E. Effects of hormones and hormone therapy on breast tissue in transgender patients: a concise review. Endocrine. 2020;68(1):6-15.

27. Ingham MD, Lee RJ, MacDermed D, Olumi AF. Prostate cancer in transgender women. Urol Oncol. 2018;36(12):518-525.

28. Amir H, Yaish I, Oren A, Groutz A, Greenman Y, Azem F. Fertility preservation rates among transgender women compared with transgender men receiving comprehensive fertility counselling. Reprod Biomed Online. 2020;41(3):546-554.

29. Reisman T, Goldstein Z. Case report: induced lactation in a transgender woman. Transgend Health. 2018;3(1):24-26.

30. Trautner E, McCool-Myers M, Joyner AB. Knowledge and practice of induction of lactation in trans women among professionals working in trans health. Int Breastfeed J. 2020;15(1):63.

31. Cohen W, Maisner RS, Mansukhani PA, Keith J. Barriers to finding a gender affirming surgeon. Aesthetic Plast Surg. 2020;44(6):2300-2307.

Capítulo 7

ACOMPANHAMENTO GINECOLÓGICO E OBSTÉTRICO DO PACIENTE TRANSGÊNERO

Débora Fernandes Britto
Alícia Mourão Vieira
Amanda Madureira Silva

INTRODUÇÃO

Pessoas trans (termo comumente utilizado na literatura e nos movimentos sociais para referir-se às pessoas que não se identificam com o gênero que lhes foi atribuído ao nascimento) vivem em situação de vulnerabilidade devido ao preconceito e às barreiras da atenção à saúde, principalmente quando se trata do cuidado ginecológico. Isso acontece pela escassez de pesquisas sobre o assunto e pela inabilidade da comunidade médica em identificar e tratar as demandas dessa população. A decisão de revelar a identidade transgênero ao profissional de saúde é influenciada pelo tipo de cuidado que procuram, pela relação médica anteriormente estabelecida e pela postura (que, idealmente, deve ser acolhedora e tolerante) da pessoa que lhe presta o atendimento.[1]

O papel do ginecologista e obstetra no acompanhamento das pessoas trans vai além da tradicional histerectomia com ooforectomia bilateral em homens transexuais. Muitas outras demandas de saúde da população transgênero estão dentro do amplo espectro de atuação da especialidade. Levando em consideração o uso ou não de terapia hormonal e o desejo de realizar cirurgias ou procedimentos estéticos do processo de afirmação de gênero, a atuação do ginecologista vai do aconselhamento sobre hábitos de vida saudáveis e prevenção de infecções sexualmente transmissíveis (IST) até o cuidado especializado, como realização de exames preventivos gerais e de saúde urogenital, procriação e prevenção do câncer.

ATENDIMENTO GINECOLÓGICO À MULHER TRANSGÊNERO

Por se identificarem com o perfil do público atendido, as mulheres trans frequentemente buscam o consultório ginecológico para o acompanhamento da sua saúde. É importante que o ginecologista acolha essa demanda e baseie a anamnese e o exame físico nos órgãos presentes e nos sintomas apresentados. A consulta ginecológica é uma oportunidade valiosa para a educação em saúde. Entretanto, como pacientes transgênero, por vezes, se sentem desconfortáveis com seus corpos, alguns elementos do exame físico podem ser traumáticos.

É importante perceber as mudanças de padrão corporal causadas pela terapia estrogênica, como alteração da distribuição de gordura corporal, crescimento das mamas, redução do padrão masculino do crescimento de pelos, diminuição da oleosidade e suavização da pele, além de diminuição da libido, que pode ser uma queixa no consultório.

Ao exame físico, sobretudo quando há disforia de gênero, pode haver extremo desconforto. Isso pode decorrer dos efeitos da hormonioterapia – ou de sua ausência – ou estar relacionado ao sexo biológico, que, ao ser evidenciado, pode trazer questões mais profundas.

Portanto, o ginecologista deve oferecer uma escuta acolhedora durante a consulta, ao mesmo tempo em que explica os passos do exame e a importância de sua realização, evitando medidas que não mudem sua conduta e respeitando a paciente caso ela se recuse a realizar algum procedimento.

O planejamento reprodutivo deve ser orientado antes do início da terapia hormonal e/ou da realização da cirurgia de redesignação sexual, mesmo para as pacientes que não têm interesse em ter filhos biológicos. É importante lembrar de abordar a possibilidade de preservação de esperma às mulheres transgênero antes do início da terapia hormonal. Contudo, se já se iniciou a hormonioterapia, existem dados que relatam eventual recuperação da contagem de espermatozoides após um período livre de hormônios e, portanto, deve ser oferecida a opção de se parar o hormônio temporariamente para tentar armazenar esperma.[2]

O ginecologista pode também abordar temas voltados para a sexualidade da paciente, como as práticas sexuais e a prevenção de doenças sexualmente transmissíveis. Mulheres trans podem participar de práticas com sexo vaginal, oral e anal. É imprescindível, portanto, que o profissional oriente sobre o uso de preservativos penianos ou vaginais para a penetração peniana, uso de luvas de látex ou vinil para penetração digital, higienização de objetos utilizados durante o sexo, uso de lubrificantes e uso de barreiras de proteção para o sexo oral.

RASTREIO DE MALIGNIDADE

Câncer de mama

Existe muita discussão sobre o rastreamento de câncer de mama em transexuais, e as evidências para rastreio periódico ainda não são robustas o suficiente para que seja recomendado. No entanto, as discrepâncias de incidência de câncer de mama entre a população em geral e transexuais é preocupante. Logo, todas as pacientes devem sempre ser informadas de que podem estar em risco de desenvolver câncer de mama. Se uma massa suspeita for detectada por autoexame ou por qualquer técnica de imagem, é imprescindível a avaliação de um especialista.[3]

Em se tratando do cuidado mais especializado, o ginecologista pode oferecer o rastreio de câncer de mama para pacientes com idade superior a 50 anos, por meio de exame físico e mamografia e/ou ultrassonografia das mamas anualmente, pois o uso da terapia hormonal aumenta o risco de desenvolvimento de neoplasia mamária. Em um estudo realizado na Holanda com 2.260 mulheres trans, 15 participantes com uma idade média de 50 anos foram diagnosticadas com câncer de mama invasivo, após uma média de 18 anos de tratamento hormonal. Essa incidência foi superior à encontrada na população geral de homens cisgênero, mas menor do que na população geral de mulheres cisgênero. Nesse mesmo estudo, identificou-se discrepância na determinação do tempo mínimo de utilização de hormônio feminilizante para se iniciar o rastreio de câncer de mama: alguns grupos defendem uso por pelo menos 5 anos, e outros, por no mínimo 10 anos.[4]

Câncer de próstata

Embora raro, o câncer de próstata tem sido documentado em mulheres transexuais. No entanto, mais estudos são necessários para determinar sua incidência e prevalência nessa população.[5] Uma compreensão mais completa da epidemiologia permitiria recomendações sobre protocolos de triagem. As recomendações das sociedades internacionais têm sido de que, enquanto não existirem evidências científicas mais robustas, as pessoas trans tratadas com estrogênios sigam as diretrizes de triagem para doenças prostáticas e câncer de próstata recomendadas para homens biológicos.[6,7]

CUIDADOS APÓS A CIRURGIA DE REDESIGNAÇÃO GENITAL

Muitas transexuais podem preferir consultar um ginecologista para proceder seus exames de saúde, já que isso reforça positivamente a afirmação do seu gênero, além de ser uma oportunidade para compreender conceitos relacionados a infecções do trato urinário e vaginais, assim como de questões relacionadas à dor no intercurso sexual e a disfunções do assoalho pélvico, como prolapso de neovagina.[8] Elas podem não saber lidar com distúrbios das estruturas genitais recém-criadas, que, possivelmente, são mais vulneráveis a infecções do trato genital inferior devido à falta de barreiras biológicas encontradas em mulheres cisgênero e às técnicas utilizadas para a cirurgia. Além do aconselhamento sobre sexualidade e prevenção de IST e possíveis sintomas clínicos de quadros urogenitais, é importante orientá-las sobre a higiene da região genital. Algumas pacientes podem, até mesmo por questões de tensão emocional empregada sobre a neovagina, se exceder em cuidados.

Além das preocupações emocionais sobre a sexualidade, em uma mulher com órgãos recém-criados e sem qualquer experiência, a anatomia pode complicar uma relação sexual satisfatória e indolor. Devido à anatomia da pelve masculina, o eixo e as dimensões da neovagina diferem substancialmente de uma vagina biológica. O eixo vaginal em uma mulher biológica, medido do introito ao diafragma pélvico, é vertical e posterior. Já o eixo da neovagina em mulheres transexuais é menos vertical e mais horizontal. Esses aspectos anatômicos precisam ser conhecidos pela mulher trans para que tanto ela quanto sua parceria sexual possam desfrutar de uma relação sexual satisfatória.

O exame de citologia oncótica (esfregaço de Papanicolaou) não é indicado para mulheres transexuais que realizaram cirurgia de neovagina. O câncer primário de vagina biológica é extremamente raro, representando apenas 0,3 a 2% de todas as neoplasias malignas do trato genital feminino. No entanto, o câncer de neovagina após a reconstrução para agenesia congênita foi descrito casuisticamente com casos de carcinoma de células escamosas e adenocarcinoma. Portanto, o exame regular de todo o revestimento da neovagina é recomendado em mulheres transexuais que passaram pela cirurgia de redesignação sexual. Se uma lesão é considerada suspeita, é recomendado que se realize biópsia em vez de citologia. Pode ser difícil discriminar tecido de granulação de lesões suspeitas e, por isso, também deve ser realizada biópsia no caso de qualquer dúvida.[3]

ATENDIMENTO AO HOMEM TRANSGÊNERO

Muitos homens transexuais procuram ginecologistas por não terem realizado a transição completa, com redesignação de sexo. Portanto, como não tiveram seus órgãos pélvicos removidos, necessitam de triagem de rotina, como exames de Papanicolau e pélvicos. Em outros casos, os pacientes podem estar em tratamento com um endocrinologista que opta por encaminhá-los para um ginecologista para seguimento em equipe multiprofissional.[2] Além disso, para muitos homens transexuais a menstruação é vista como uma aberração, podendo se tornar uma queixa durante a consulta.[9]

Exame das mamas

O câncer de mama pode acometer homens transexuais, e o risco depende, entre outros fatores, da realização de cirurgia. Homens transexuais que não se submeteram à mastectomia bilateral ou que passaram apenas por redução de mama devem ser submetidos à triagem de acordo com as diretrizes atuais para mulheres cisgênero. Aqueles que realizaram mastectomia masculinizante parecem ter menor risco do que mulheres cisgênero.[10] No entanto, são necessários mais estudos para contribuir com as recomendações de triagem baseadas em evidências.

Exame pélvico

O exame especular, utilizado para colher a citologia oncótica, pode, em alguns casos, exacerbar a disforia de gênero, tanto por se tratar de um procedimento tipicamente associado ao sexo feminino quanto pela exposição da genitália discordante da identidade de gênero. Algumas medidas podem trazer mais conforto ao momento do exame, como: permitir que o paciente decida quando começar e terminar o exame, evitar comentários sobre as mudanças genitais e corporais e utilizar um espéculo pequeno lubrificado (lubrificante à base de água não altera resultado da citologia).[11]

O rastreamento de neoplasia de colo uterino com citologia oncótica é indicado para pacientes entre 25 e 64 anos que já iniciaram atividade sexual com penetração vaginal, seguindo a mesma recomendação para a população de mulheres cisgênero. A rotina recomendada para o rastreio é a repetição do exame Papanicolaou a cada três anos, após dois exames normais consecutivos realizados com um intervalo de um ano.[12] Homens trans submetidos à histerectomia total não relacionada ao câncer de colo de útero não estão incluídos no rastreamento.[13]

A ida ao ginecologista é o momento ideal para se reforçar a importância do exame Papanicolau, pois, em razão das barreiras do atendimento à saúde, a realização do rastreio em homens trans é menor do que em mulheres cisgênero.[14]

Infecções do trato genital inferior

A abordagem sobre as práticas sexuais também é necessária na consulta, pois homens trans, mesmo os que não vivenciam penetração vaginal, são suscetíveis a IST, como HPV e herpes genital. Por isso, o médico deve orientar sobre o uso de preservativos penianos ou vaginais para penetração peniana, uso de luvas de látex ou vinil para penetração digital, higienização de objetos utilizados durante o sexo, uso de lubrificantes à base de água e uso de barreiras de proteção para o sexo oral.

Mesmo na relação sexual entre homens trans que nunca tiveram penetração peniano-vaginal, há o risco de se contrair IST, como tricomoníase, herpes genital e verrugas genitais. Além disso, a vaginose bacteriana é mais frequentemente associada ao sexo entre pessoas com vagina.

PLANEJAMENTO REPRODUTIVO

Homens transexuais, incluindo os que estão em hormonioterapia, merecem acesso abrangente às estratégias para contracepção. O método apropriado é, em última análise, aquele escolhido pelo paciente. Depois de fornecer informações e detalhes sobre os contraceptivos disponíveis, o aconselhamento deve ser adaptado ao interesse do paciente.[15]

Além disso, muitos homens transexuais, mesmo os que realizam hormonioterapia masculinizante, optam por manter seus órgãos reprodutivos femininos e a capacidade de ter filhos.[16] Por isso, o médico deve fornecer orientações antes de iniciar qualquer modalidade de tratamento para afirmação de gênero. Opções para homens trans com ovários envolvem congelamento de óvulo ou de embrião. Além disso, há a possibilidade de interrupção do tratamento hormonal na tentativa de produzir gametas maduros.

Acompanhamento obstétrico do homem transgênero

Escolher ter filhos visivelmente como pessoas trans – como homens – está crescendo em visibilidade social. Esse é um ato de empoderamento, na medida em que supera barreiras que antes negavam as opções reprodutivas aos indivíduos transgênero.[17]

O processo de afirmação de gênero pode incluir modificações no organismo, na saúde mental e na vida social do indivíduo, aspectos que acabam por influenciar suas experiências e perspectivas futuras. Nem todo homem trans deseja intervenção médica, e muitos almejam ter filhos biológicos ou adotivos. Para aqueles que mantêm o útero e interrompem a terapia hormonal com testosterona, há a possibilidade de gravidez biológica.[18] Entretanto, optar pela parentalidade biológica pode ocasionar a exacerbação da disforia, uma vez que requer a interrupção da terapia hormonal e a vivência de transformações em um corpo com o qual o indivíduo não se identifica.[19]

Apesar do desejo da parentalidade, a transfobia ainda é uma dificuldade enfrentada por essa população, principalmente devido aos padrões cis-heteronormativos que são impostos na conformação familiar. Somado a esses padrões, há também a desconfiança acerca da capacidade desses indivíduos de desempenharem a paternidade, que, aliada à marginalização que acompanha esse público, facilita a ausência do desejo de se tornarem pais.[20]

É escassa a literatura científica descrevendo a experiência da gravidez em pessoas trans, os efeitos da terapia hormonal na fertilidade, na gravidez e no puerpério, assim como suas repercussões neonatais. Desse modo, se torna um desafio tanto para o profissional de saúde, que quer conduzir esse acompanhamento com embasamento teórico, quanto para o homem trans gestante, que merece receber um atendimento condizente com suas demandas.

Pré-natal

Em caso de gravidez, o tratamento com testosterona deve ser suspenso, uma vez que esse hormônio tem efeitos teratogênicos no feto, sendo seguro conceber apenas alguns meses após a cessação devido à alta taxa metabólica.[16]

Os cuidados de pré-natal habituais devem ser oferecidos a todo homem trans gestante. Nesse contexto, faz-se necessário o diálogo sobre possíveis disforias e desconforto ao frequentar um ambiente habitualmente feminino, esclarecimentos sobre as vias de parto e amamentação, assim como discutir a possibilidade de inclusão da rede de apoio pessoal nos cuidados pré-natais e de puerpério.[21]

No estudo realizado por Light et al.,[18] as complicações pré-natais relatadas incluíram hipertensão, trabalho de parto prematuro, descolamento prematuro da placenta e anemia. Essas complicações também são encontradas no pré-natal de mulheres cisgênero, consequentemente, a assistência oferecida para ambos os públicos deve ser a mesma. Em relação à vivência subjetiva da gestação, destacou-se o sentimento de solidão, evidenciado por meio de falas sobre "falta de suporte" e "falta de recursos disponíveis para homens transexuais grávidos". Em outro âmbito, alguns participantes relataram melhorias na disforia de gênero e alívio pelo sentimento de conforto com seus corpos.

Parto

O parto é uma experiência subjetiva e individual. É importante que o obstetra dialogue com o paciente sobre o mecanismo e as vias de parto, para que ele consiga experienciar esse momento de acordo com sua vontade.

Vivenciar o trabalho de parto pode ser uma ponte para a paternidade. Um dos participantes do estudo de Light et al. descreveu a gravidez e o parto como "experiências muito masculinas".[18] A via de parto é escolhida por indicação obstétrica, de preferência acordada anteriormente com o paciente.

Puerpério

No pós-parto, alguns homens transexuais terão que decidir se e quando reiniciar (ou começar) a testosterona. Para aqueles que procuram amamentar, e muitos podem, um nível elevado de testosterona demonstrou suprimir a lactação. Embora a testosterona não pareça passar de forma significativa para o leite materno ou ter um impacto de curto prazo sobre os bebês, ainda é recomendado que os homens que amamentam evitem a testosterona. Aqueles que passaram por cirurgia torácica masculinizante ainda podem ser capazes de amamentar, se houver tecido mamário remanescente, ou podem tentar alimentação no peito com a ajuda de um dispositivo de suporte. Mais uma vez, a escolha por amamentar é pessoal e pode causar disforia na medida em que o paciente assume (e desafia) esse papel tradicionalmente feminino. Tende a ser muito difícil para um homem trans equilibrar os conhecidos benefícios do leite materno e da amamentação com os presumíveis desafios médicos, cirúrgicos, logísticos e sociais que lhe incorreriam; portanto, isso deve ser uma escolha pessoal informada e apoiada pela equipe de saúde.[16]

À medida que respondemos aos apelos por maior acesso aos cuidados em saúde reprodutiva para homens transexuais, devemos garantir o fornecimento de serviços abrangentes e baseados em evidências adequados às suas necessidades e preocupações específicas.

CONCLUSÃO

Um maior engajamento dos ginecologistas e obstetras no acolhimento das demandas de saúde dessa população pode favorecer a quebra de barreiras de acesso aos cuidados em saúde. Só assim ampliaremos nosso conhecimento e mais estudos poderão ser realizados, estabelecendo-se protocolos que garantam uma medicina prática e fortemente baseada em evidências para a atenção das especificidades da população trans.

REFERÊNCIAS

1. Dutton L, Koenig K, Fennie K. Gynecologic care of the female-to-male transgender man. J Midwifery Womens Health. 2008;53(4):331-337.
2. Unger CA. Care of the transgender patient: the role of the gynecologist. Am J Obstet Gynecol. 2014;210(1):16-26.
3. van Trotsenburg M. Gynecological aspects of transgender healthcare. Int J Transgend. 2009;11(4):238-246.

4. de Blok CJM, Wiepjes CM, Nota NM, van Engelen K, Adank MA, Dreijerink KMA et al. Breast cancer risk in transgender people receiving hormone treatment: nationwide cohort study in the Netherlands. BMJ. 2019;365:l1652.

5. Deebel NA, Morin JP, Autorino R, Vince R, Grob B, Hampton LJ. Prostate cancer in transgender women: incidence, etiopathogenesis, and management challenges. Urology. 2017;110:166-171.

6. Coleman E, Bockting W, Botzer M, Cohen-Ketteis P, DeCuypere G, Feldman J et al. Standards of care for the health of transsexual, transgender, and gender-nonconforming people. Int J Transgend. 2012;13(4):165-232.

7. Hembree WC, Cohen-Kettenis PT, Gooren L, Hannema SE, Meyer WJ, Murad MH et al. Endocrine treatment of gender-dysphoric/gender-incongruent persons: an endocrine society clinical practice guideline. J Clin Endocrinol Metab. 2017;102(11):3869-3903.

8. Unger CA. Care of the transgender patient: the role of the gynecologist. Am J Obstet Gynecol. 2014;210(1):16-26.

9. Brasil. Ministério da Saúde. Secretaria de Gestão Estratégica e Participativa. Transexualidade e travestilidade na saúde. Brasília-DF: Ministério da Saúde, 2015. Disponível em: <http://bvsms.saude.gov.br/bvs/publicacoes/transexualidade_travestilidade_saude.pdf>. Acesso em: 24 de outubro de 2020.

10. Stone JP, Hartley RL, Temple-Oberle C. Breast cancer in transgender patients: a systematic review. Part 2: female to male. Eur J Surg Oncol. 2018;44(10):1463-1468.

11. Potter J, Peitzmeier SM, Bernstein I, Reisner SL, Alizaga NM, Agénor M et al. Cervical cancer screening for patients on the female-to-male spectrum: a narrative review and guide for clinicians. J Gen Intern Med. 2015;30(12):1857-1864.

12. Coelho RA. Rastreamento para câncer de colo uterino: o que há de novo? Publicado em: 12 jul. 2017. Disponível em: <https://www.febrasgo.org.br/pt/noticias/item/156-rastreamento-para-cancer-de-colo-uterino-o-que-ha-de-novo>. Acesso em: 24 out. 2020.

MANUAL DE ATENDIMENTO CLÍNICO

13. Brasil. Ministério da Saúde. Instituto Nacional do Câncer (INCA). Detecção precoce. Publicado em: 2 dez. 2020. Disponível em: <https://www.inca.gov.br/en/node/1194>. Acesso em: 31 dez. 2020.

14. Peitzmeier SM, Khullar K, Reisner SL, Potter J. Pap test use is lower among female-to-male patients than non-transgender women. Am J Prev Med. 2014;47(6):808-812.

15. Krempasky C, Harris M, Abern L, Grimstad F. Contraception across the transmasculine spectrum. Am J Obstet Gynecol. 2020;222(2):134-143.

16. Obedin-Maliver J, Makadon HJ. Transgender men and pregnancy. Obstet Med. 2016;9(1):4-8.

17. Hoffkling A, Obedin-Maliver J, Sevelius J. From erasure to opportunity: a qualitative study of the experiences of transgender men around pregnancy and recommendations for providers. BMC Pregnancy Childbirth. 2017;17(Suppl 2):332.

18. Light AD, Obedin-Maliver J, Sevelius JM, Kerns JL. Transgender men who experienced pregnancy after female-to-male gender transitioning. Obstet Gynecol. 2014;124(6):1120-1127.

19. Silva, SCL. A parentalidade prospetiva pela voz de pessoas com identidade de género trans ou não binária. 2018. 62 p. [dissertação de mestrado]. Universidade do Porto, 2019. Disponível em: <https://repositorio-aberto.up.pt/bitstream/10216/121028/2/341591.pdf>. Acesso em: 25 out. 2020.

20. Marinho, MICMO. Intenções parentais, vias para a parentalidade e experiências no contexto de saúde de pessoas trans. 2019. 76 p. [dissertação de mestrado]. Universidade do Porto, 2019. Disponível em: <https://repositorio-aberto.up.pt/handle/10216/121003>. Acesso em: 25 out. 2020.

21. Sociedade Brasileira de Medicina de Família e Comunidade. O atendimento de pessoa trans na atenção primária à saúde. Publicado em: 31 jan. 2020. Disponível em: <https://www.sbmfc.org.br/noticias/o-atendimento-de-pessoas-trans-na-atencao-primaria-a-saude>. Acesso em: 25 out. 2020.

Capítulo 8

SAÚDE DA POPULAÇÃO TRANSGÊNERO NA TERCEIRA IDADE

Marcos Paulo Ildefonso
Carlos Antonio Bruno da Silva

INTRODUÇÃO

Definir as reais incidência e prevalência de pessoas transexuais constitui um desafio, principalmente devido à disparidade de informações de quem relata (autorreferência, pais ou profissionais), às diferentes faixas etárias envolvidas e às múltiplas caracterizações e definições.[1] Estima-se que até 2% da população mundial seja constituída por transexuais. Esse número está em ascensão, com diversos serviços médicos relatando aumento no número de referências devido à disforia de gênero.[2]

Essa ascensão tem ocorrido, dentre outros fatores, em decorrência de uma maior visibilidade dos transgêneros nos meios de comunicação, maior conscientização sobre a disponibilidade de tratamento e maior tolerância. À medida que a faixa etária avança, além do processo transexualizador, esses pacientes passam a ter outras demandas de saúde, que aumentam significativamente com o avanço da idade.[3]

É reconhecido que os pacientes transgênero apresentam dificuldades no acesso à saúde básica, com alguns apontando forte sentimento de tristeza e angústia frente à discriminação vivenciada nos serviços de saúde, o que resulta em aumento da resistência e abandono na busca por cuidados em saúde quando necessário, refletindo na piora de suas condições de saúde.[4]

No Brasil, o processo transexualizador foi implantado no Sistema Único de Saúde (SUS) em 2008, o que ampliou o acesso dessa população a um tratamento universal seguro, acompanhado por profissionais qualificados.[4]

Nos últimos anos também tem aumentado a visibilidade desse grupo populacional, resultando em maior espaço no campo das discussões médicas e científicas para uma melhor atenção desses pacientes.

Transexuais que hoje são idosos ou se tornarão idosos em poucos anos viveram em um período em que a assistência profissional não era plena em acessibilidade. Isso acarreta, até hoje, ausência de acompanhamento psicológico e psiquiátrico, uso de formulações inadequadas de medicamentos e de hormônios – muitas vezes utilizados em doses suprafisiológicas com o objetivo de agilizar as mudanças corporais – e realização de procedimentos cirúrgicos clandestinos ou experimentais.[5]

Acrescenta-se que uma situação cada vez mais comum é o início do processo transexualizador em idades mais avançadas. Neste capítulo, serão discutidas as peculiaridades dos cuidados específicos a essa população, apesar de existirem poucos estudos sobre esse assunto. A maioria das evidências foi adquirida a partir da observação de pacientes cis em hormonioterapia.

HORMONIOTERAPIA NOS PACIENTES IDOSOS

Questionamentos surgem quando se fala em seguimento clínico e hormonioterapia de pacientes trans na senilidade: a dosagem dos hormônios deve permanecer a mesma? Deve ser ajustada ou até mesmo cessada? Pacientes que iniciam a transição numa idade mais avançada podem realizar hormonioterapia? Tentaremos esclarecer algumas dessas dúvidas.

Antes de iniciar o processo transexualizador hormonal em pacientes idosos, o médico deve sempre se questionar se está seguro para fazer reposição hormonal em um paciente com as mesmas condições clínicas caso fosse cis.

É importante reconhecer que a terapia de reposição hormonal é uma ferramenta muito efetiva no tratamento da disforia de gênero; portanto, só deve ser negada ou descontinuada nos casos em que as contraindicações sejam significativas e reais.[6]

Hormonioterapia em mulheres trans idosas

Mulheres trans que iniciam a hormonioterapia numa idade mais avançada têm, na maioria das vezes, resposta corporal menor e mais lenta. Além disso, devido à maior possibilidade de comorbidades com a idade, o risco de efeitos colaterais é mais alto.

Fisiologicamente, em mulheres cis, a menopausa costuma ocorrer entre 45 e 55 anos (a maioria em torno dos 50 anos), havendo grande queda da produção de estrógenos, porém, os ovários permanecem biologicamente ativos na menopausa produzindo androgênios que são aromatizados em estrógenos.

Em mulheres trans após os 50 anos, dá-se preferência à redução da dose estrogênica. Os efeitos colaterais da hormonioterapia podem ficar mais presentes nessa idade, principalmente os efeitos cardiovasculares. Deve-se utilizar a menor dose efetiva, principalmente nas pacientes com muitos fatores de risco cardiovascular.[7]

Postula-se pela associação de estrógenos e progestágenos com o objetivo de aumentar o volume e a sensibilidade mamária. Entretanto, essa associação aumenta o risco de doença coronariana, acidente vascular cerebral (AVC), eventos embólicos e câncer de mama em mulheres cis pós-menopausa.

O uso de antiandrogênicos deve ser evitado, pois aumenta o risco de tromboembolismo venoso (TEV). A espironolactona, por exemplo, é contraindicada na presença de hipercalemia ou insuficiência renal, que são mais comuns em idosos. Além disso, é natural ocorrer diminuição da produção de testosterona com o avançar da idade, diminuindo a necessidade desses agentes para a feminização.

A cessação gradual da hormonioterapia em mulheres trans deve ser considerada nos casos de graves complicações (acidente vascular cerebral, infarto agudo do miocárdio, câncer). As consequências nas mulheres trans que foram submetidas a gonadectomia são as mesmas de uma mulher cis na menopausa. Nas que não passaram pela cirurgia, pode haver virilização.

Nas demais situações, sempre deve haver alguma reposição hormonal, principalmente devido às consequências osteometabólicas, como será melhor explicado adiante.[6]

Hormonioterapia em homens trans idosos

Da mesma forma que não há limite superior de idade para a reposição de testosterona em homens cis, não há idade recomendada para cessar hormonioterapia em homens trans. Pode ser considerada, porém, uma diminuição por volta dos 50 anos. Independentemente de ter sido realizada ooforectomia prévia, nessa faixa etária a retirada da testosterona leva a redução da massa muscular, pilificação corporal e aumento da libido.

Há, no entanto, contraindicações absolutas ao uso de testosterona exógena, incluindo câncer de mama, hipersensibilidade à testosterona e hematócrito maior que 55%.[6]

CONDIÇÕES DE SAÚDE

Eventos tromboembólicos

Tabagismo

É alto o índice de consumo de tabaco por transexuais, o que pode acarretar diversas consequências negativas para esse grupo. Tabagismo associado à estrogenioterapia aumenta o risco de tromboembolismo venoso (embora não seja uma contraindicação absoluta, a estrogenioterapia deve preferencialmente ser feita via transdérmica em fumantes), devendo-se considerar a profilaxia com AAS 100 mg nesses pacientes (sem evidências consistentes sobre riscos e benefícios).

Portanto, aconselhamento sobre os riscos e auxílio para cessação do tabagismo fazem parte dos cuidados que devem ser dedicados a essa população.[8]

Tromboembolismo venoso (TEV)

Devido à sua prevalência, um dos efeitos colaterais mais temidos da hormonioterapia com estrógenos é o TEV. Esse risco é particularmente maior no primeiro ano do tratamento, com incidência de 2 a 6%, caindo para 0,4% no segundo ano (a incidência na população geral é de menos de 0,01% ao ano). Esse risco parece ser maior com etinilestradiol em comparação com estrógenos orais naturais ou transdérmicos. Além disso, há outros fatores de risco conhecidos, como tabagismo, doença cardiovascular e distúrbios da coagulação.[7]

Estudos com mulheres cis não sugerem aumento do risco de TEV com estradiol transdérmico. É sugerido aumento do risco de TEV e eventos embólicos maiores com o uso de estrógenos equinos conjugados; já o risco com uso de 17β-estradiol é incerto.[6]

É comum o uso de estrógenos pelas pacientes antes de iniciarem acompanhamento endocrinológico. Levantamentos de serviços brasileiros, como do Hospital das Clínicas de São Paulo, mostram que essa é uma regra: todas as pacientes já haviam feito uso prévio de hormônios antes da consulta médica. Sabidamente, o uso de doses suprafisiológicas gera um risco muito maior de eventos embólicos.[5]

Caso haja fatores de risco, algumas considerações devem ser feitas. Como dito anteriormente, a via transdérmica é mais segura nesse cenário, porém, os custos do tratamento se tornam mais elevados (cerca de cinco vezes mais caro), o que, para algumas pacientes, torna essa opção inválida. Pode ser considerada também profilaxia episódica (por exemplo, antes de voos longos ou no pós-operatório) ou permanente. Não é recomendada profilaxia para pacientes em hormonioterapia sem fatores de risco para eventos embólicos.[7]

Risco cardiovascular

O gênero é um preditor independente de risco cardiovascular. Diretrizes nacionais e internacionais, como as da American Heart Association, levam em consideração o gênero para determinar o risco cardiovascular e guiar intervenções.

Evidências sugerem que o risco cardiovascular não muda para homens transexuais em comparação com mulheres cis, apesar de, habitualmente, o uso de testosterona promover aterosclerose, aumento de triglicérides, diminuição do HDL, maior incidência de apneia obstrutiva do sono e aumento da pressão arterial.

Para mulheres trans, os estudos são conflitantes quando se compara o risco cardiovascular com homens cis. Alguns estudos mostram aumento da mortalidade por infarto agudo do miocárdio (IAM) e acidente vascular cerebral (AVC), porém, esses estudos não foram ajustados para a presença de outros fatores de risco.

Não há evidências de que se deva utilizar, de forma generalizada, o gênero do nascimento ou a hormonioterapia para os cálculos do risco cardiovascular, porém, parece sensato levar em conta o gênero do nascimento no caso de pacientes que iniciaram a hormonioterapia tardiamente. Já nos casos de início precoce da hormonioterapia, poderia ser utilizado o gênero escolhido.

Vale lembrar que, assim como nos pacientes com alto risco de TEV, a via transdérmica para estrógenos também deve ser a preferência para pacientes com doença cardiovascular estabelecida ou alto risco cardiovascular. Além disso, deve-se sempre orientar os pacientes sobre a importância da cessação do tabagismo, perda de peso e manejo da diabetes *mellitus*, além de encorajar atividade física.

Acerca da resistência insulínica, as orientações de rastreio de diabetes *mellitus* são as mesmas para pacientes cis. Alguns estudos mostram maior resistência insulínica tanto em mulheres trans como em homens trans em hormonioterapia.

É importante ressaltar que diabéticos que buscam fazer cirurgias de redesignação sexual necessitam de tratamento agressivo para controle glicêmico, pois cirurgias genitais e mamárias envolvem técnicas microvasculares, que poderiam ter seus resultados prejudicados na presença de hiperglicemia.[7]

Neoplasias

Não só no Brasil, mas em diversas partes do mundo torna-se difícil determinar a epidemiologia real de câncer na população transgênero. Os registros falham na determinação do gênero com aposição de masculino e feminino.[9] No desenvolvimento de um câncer, o processo de envelhecimento é um elemento muito importante. Além disso, alguns tipos de câncer podem ter seu crescimento influenciado pela exposição a hormônios sexuais.

Não há evidências suficientes para estimar a prevalência de câncer de mama ou de câncer reprodutivo na população transgênero. Dentre as mortes por neoplasia em pacientes transexuais, destacam-se pulmão e trato digestivo, além de neoplasias hematológicas. Cânceres não classicamente relacionados como hormônio dependentes foram mais prevalentes.[10]

Mama

Em mulheres transexuais, alguns fatores contribuem para um menor risco de neoplasia de mama, como a menor exposição a estrógenos durante a vida e ausência ou mínima exposição a progestágenos. No entanto, nesse grupo há uma maior prevalência de mamas densas, o que é um fator independente para câncer de mama; além disso, nessa população são comuns as mamografias com resultados inconclusivos ou falso negativos. O rastreio deve ser iniciado de forma semelhante ao indicado para mulheres cis, ou seja, aos 50 anos na ausência de outros fatores de risco. Outra peculiaridade é que não há necessidade de iniciar o rastreio nas pacientes com menos de cinco anos de hormonioterapia. A frequência deve ser bianual, podendo ser maior na presença de fatores de risco.

O papel da testosterona no câncer de mama não está claro. Alguns estudos sugeriram que a testosterona pode reduzir a proliferação e aumentar a apoptose de células neoplásicas, diminuindo a expressão do receptor de estrogênio no epitélio da mama.[11]

Os homens trans que não fizeram mastectomia total (inclusive os que realizaram apenas redução das mamas) devem seguir os protocolos habituais para mulheres cis. Não há evidências que guiem o rastreio de câncer de homens trans submetidos a mastectomia total. Como, nesses casos, não resta nenhum ou quase nenhum tecido mamário, a realização de mamografia se torna tecnicamente inadequada, devendo-se optar por avaliação ultrassonográfica ou ressonância magnética se houver necessidade.[6]

Próstata

A próstata não é removida durante a cirurgia de afirmação de gênero. Considera-se que os baixos níveis de testosterona, o uso de antiandrogênicos e a orquiectomia seriam fatores protetores contra o câncer de próstata; o papel do estrogênio exógeno e sua ação nos receptores de estrogênio α e β também precisam ser considerados.[9]

Já foram reportados casos de mulheres trans com câncer de próstata, tratando-se, na maioria dos casos, de indivíduos que iniciaram hormonioterapia tardiamente (após 50 anos), o que poderia indicar cânceres preexistentes à hormonioterapia. Estudos mostram menores valores de antígeno prostático específico (PSA) e de volume prostático nessas pacientes, por isso, recomenda-se adotar limites de normalidade menores (PSA com limite superior de normalidade 1,0 ng/mL) ou mesmo não confiar nesse exame isoladamente, em razão da enorme possibilidade de falso negativo. A remoção das gônadas associada à exposição estrogênica parece reduzir a chance de câncer e de hiperplasia prostática benigna.

Apesar disso, a possibilidade de câncer de próstata em mulheres trans não é nula. Nos casos em que a avaliação prostática é indicada (rastreio recomendado para maiores de 50 anos), pode ser realizado toque retal ou toque via neovagina (nas que realizaram vaginoplastia).[6]

Testículo

Nos últimos 40 anos, houve um aumento significativo na incidência de câncer testicular. A evidência epidemiológica para entender esse fenômeno não é clara, no entanto, a exposição ao estrogênio exógeno é considerada um fator determinante no desenvolvimento do câncer testicular.[12]

Apesar de haver casos reportados na literatura, é provável que o risco nessa população diminua devido à supressão androgênica. Assim como nos homens cis, não há recomendação de rastreio, porém a avaliação é necessária nos casos de altos níveis persistentes de testosterona sérica apesar da adesão terapêutica a doses adequadas de estrógenos e bloqueadores androgênicos. Nesses casos, seria prudente solicitar exames de gonadotrofina coriônica humana (HCG), alfafetoproteína e lactato desidrogenase (LDH), além de ultrassonografia escrotal.[7]

Colo do útero

É o terceiro tipo de câncer mais prevalente no mundo, e os homens trans também têm risco de desenvolvê-lo. A maioria dos casos (mais de 99%) está relacionada ao papilomavírus humano (HPV), o que faz com que o risco aumente naqueles que praticam penetração vaginal com homens cis, principalmente se houver uso inconsistente de preservativo.

O HPV tem sido implicado na etiologia dos cânceres anal, orofaríngeo e peniano entre homens cis e de cânceres cervical, anal, vulvar e vaginal entre mulheres cis. Dentre os mais de 40 tipos de HPV, pelo menos 13 são considerados de alto risco com relação ao seu potencial carcinogênico.[13]

A coleta de amostra citológica para Papanicolau representa um desafio nesses pacientes. É menos provável que um homem trans siga o protocolo de rastreio de câncer de colo uterino em comparação a uma mulher cis, o que os deixa em maior risco de progressão de lesões por HPV e malignidade. Além de um atendimento humanizado desde a recepção, existem alguns pontos que podem melhorar a experiência do homem trans durante a realização do exame: utilizar água morna no espéculo (sem prejuízo na qualidade da amostra); fazer uso de lubrificantes à base de água (utilizar mínima quantidade e apenas na parte externa do espéculo); inserir o espéculo após toque vaginal; propor que o próprio paciente insira o espéculo; solicitar o uso de creme vaginal à base de estrógenos na semana anterior ao exame.

As recomendações de rastreio são as mesmas para mulheres cis: a partir dos 21 anos, deve-se realizar citologia bianual (após dois resultados anuais normais). As amostras colhidas em homens trans têm dez vezes mais chances de serem insatisfatórias, o que pode estar relacionado ao tempo de exposição à testosterona exógena. É importante lembrar que a vacina para HPV tem potencial de diminuir os riscos desse câncer (aplicada entre 9 e 26 anos de idade).[14]

Endométrio e ovários

A incidência de câncer de ovário em homens transexuais não é conhecida. No entanto, há relatos de casos em que os estudos anatomopatológico e imuno-histoquímico para receptores de andrógenos mostraram expressões abundantes. A suplementação de andrógenos nessa população pode estar associada a um risco aumentado de câncer de ovário e de câncer endometrial.[15]

Do ponto de vista teórico, justifica-se a hiperplasia endometrial e o câncer devido ao meio de estimulação estrogênica sem oposição pela progesterona (parte da testosterona exógena é aromatizada em estrógenos). Na prática, há raros casos descritos de adenocarcinoma endometrial em homens trans, e estudos mostram que, na realidade, costuma ocorrer atrofia endometrial com o uso de testosterona.

Não há uma recomendação de rastreio de câncer de endométrio nesses pacientes, porém, na presença de sangramento transvaginal (descartada alteração na dose de testosterona) em paciente que já estava em amenorreia, deve-se fazer uma investigação.[7]

Existem diversos casos relatados de câncer de ovário em homens trans, porém, não há evidências de que a testosterona aumente esse risco. A testosterona faz com que os ovários tenham espessamento cortical e tecal, similar ao que ocorre na síndrome dos ovários micropolicísticos. Não há um algoritmo de rastreio, e a avaliação deve ser feita de acordo com o histórico pessoal/familiar de cada paciente.[7]

A decisão acerca de quais cirurgias serão realizadas (ooforectomia, gonadectomia, mastectomia, histerectomia, etc.) não deve levar em consideração a prevenção primária de câncer (em paciente sem fatores de risco evidentes, como mutação no gene BRCA), mas, sim, o desejo do paciente (cujo objetivo, em geral, é melhorar a disforia de gênero), sendo sempre imprescindível discutir as consequências de cada procedimento na fertilidade.

METABOLISMO ÓSSEO

O rastreio da osteoporose na população em geral é baseado em aspectos como gênero, idade e fatores de risco individuais (caucasianos, idosos, consumo elevado de álcool, baixa massa muscular, tabagismo, uso crônico de corticoides, hipogonadismo, imobilidade, infecção por HIV).[16]

Estudos feitos com mulheres trans em hormonioterapia já apresentaram como resultado aumento, manutenção e, até mesmo, diminuição da massa óssea, o que pode ter ocorrido devido aos diferentes tipos de hormônios utilizados.[17] Já foi demonstrado também aumento do risco de osteoporose/osteopenia independentemente da hormonioterapia, o que sugere influência de sedentarismo e baixos índices de massa magra e de vitamina D. Riscos já consolidados incluem: ausência de hormonioterapia (ou hormonioterapia em subdoses) após gonadectomia e uso de bloqueadores androgênicos sem uso de estrógenos (ou com estrógenos em subdose).[18]

Nos casos de menopausa cirúrgica em mulheres cis, já é reconhecido que ocorre rápida perda de massa óssea, principalmente nos primeiros anos. Esse dado pode ser interpretado como um importante motivo para não descontinuar totalmente a hormonioterapia em mulheres trans após os 50 anos, sendo recomendado 17β-estradiol em doses apropriadas para a idade. Além da manutenção da hormonioterapia, deve-se sempre corrigir níveis baixos de vitamina D, orientar quanto ao consumo de quantidades adequadas de cálcio e estimular atividade física, fatores essenciais para a saúde óssea.

Assim como nas mulheres trans, estudos com homens trans são conflitantes, mostrando a possibilidade de aumento, manutenção ou diminuição da massa óssea com o uso de testosterona. Um fator de risco importante é a ooforectomia antes dos 45 anos sem hormonioterapia adequada. A dose de testosterona pode ser reduzida com a idade, porém, deve ser mantida nos níveis de normalidade. Parte da testosterona administrada é aromatizada em estradiol, em níveis suficientes para a manutenção da massa óssea tanto no curto como no longo prazo.

A Organização Mundial da Saúde (OMS) recomenda a realização de densitometria óssea a cada dez anos, porém em intervalos menores se alterações forem observadas. Para as mulheres, a idade de início costuma ser 65 anos, mas pode ser realizada mais cedo se houver presença de fatores de risco. Para homens, deve ser realizada a partir dos 70 anos. Para transexuais, tanto homens como mulheres, a avaliação pode ser recomendada a partir dos 65 anos, ou 50 na presença de fatores de risco. A densitometria deve ser realizada imediatamente nos casos de gonadectomia associada à ausência de hormonioterapia por cinco anos ou mais, independentemente da idade do paciente.[6,7]

É importante observar que a data da realização da primeira densitometria e a frequência do rastreio devem ser individualizadas. Como os fatores de risco podem ser comuns (ooforectomia ou gonadectomia sem reposição hormonal adequada) e como é difícil, na prática clínica, ter certeza de que a reposição hormonal foi realizada de forma correta, alguns centros recomendam que todos os pacientes realizem a densitometria óssea independentemente da idade, alguns propondo, inclusive, que a frequência seja anual.[5]

De modo geral, não há grandes problemas envolvendo a saúde óssea desses pacientes, desde que o tratamento seja continuado. Sempre deve ser orientado corrigir os fatores de risco: cessar tabagismo, corrigir níveis de vitamina D, atentar no consumo de cálcio, praticar exercícios de resistência e moderar o consumo de álcool.

OUTROS

Saúde mental

É muito importante entender que a identidade transgênero, por si só, não é um transtorno mental. No entanto, infelizmente esses pacientes encaram grandes níveis de discriminação e barreiras sociais que podem aumentar o risco de desenvolverem certas condições de saúde mental. Já foi descrito maior declínio cognitivo com o avançar da idade nesses pacientes. Além disso, deve-se atentar aos distúrbios do sono, ao uso abusivo de substâncias, à depressão e ao transtorno do estresse pós-traumático.[19]

Cuidados geriátricos gerais

Como todo paciente geriátrico, os pacientes transexuais idosos devem passar por uma avaliação médica ampla, analisando todos os sistemas do corpo. Já foi sugerido que sejam adicionados alguns elementos ao avaliar a autonomia para atividades de vida diária nesses pacientes, como habilidade de autoadministração da hormonioterapia e capacidade de higiene do neofalo ou neovagina.[20]

Silicone industrial

Seu uso é relativamente comum, principalmente nas mulheres trans, e sua aplicação costuma ser realizada por profissionais não habilitados. Tem como objetivo mudanças corporais mais rápidas, o que pode ser obtido de forma relativamente barata, porém com muitos riscos à saúde. A composição do material utilizado pode não ser para uso médico (lubrificante de aeronave, selante de pneus, óleo mineral, vaselina, dentre outros), e o material injetado também pode ser muito maior que o habitual (já foi descrita aplicação de mais de 3 litros).

As consequências após anos da aplicação incluem migração do produto e consequente deformidade, o que pode impactar na autoestima do paciente, assim como surgimento de abscessos estéreis ou fístulas, podendo causar dor crônica.[7]

Aspectos sociais

Em função da maior probabilidade de obstáculos sociais, principalmente devido à transfobia, com consequentes prejuízos na educação e no trabalho, pode ser difícil, para a pessoa transgênero, estabelecer uma carreira profissional, o que pode levar a subempregos, desemprego e pobreza, fatores que acabam tendo consequências ainda maiores nos idosos. Infelizmente, alguns estudos mostram que a taxa de desemprego entre transexuais é até duas vezes maior que na população geral.

Geralmente, a principal rede de suporte social do idoso é constituída pela família, amigos, vizinhos e apoios comunitários. Nos indivíduos transexuais e LGBTQ+ em geral, existe a possibilidade de que esses laços sejam mais frágeis devido à quebra de vínculos socioafetivos por intolerância relacionada à LGBTfobia. O isolamento social pode impactar na saúde dos idosos, prejudicando, por exemplo, a assiduidade nas consultas médicas ou o pleno entendimento das receitas médicas, assim como pode gerar pior controle da ansiedade e da depressão, tendo impacto ainda mais negativo ainda naqueles com síndromes demenciais.[20]

CONCLUSÃO

A Tabela 1 resume as principais orientações e condutas para diagnóstico, acompanhamento e intervenção em relação aos principais problemas de saúde em pacientes trans idosos segundo o gênero estabelecido.

TABELA 1. RECOMENDAÇÕES PARA O MANEJO DE PACIENTES TRANSEXUAIS IDOSOS.

Efeito	Mulheres trans	Homens trans
Hormonioterapia	Reduzir dose em torno dos 50 anos Suspender antiandrogênios	Reduzir dose em torno dos 50 anos
Tromboembolismo venoso	Risco maior no primeiro ano Risco varia com estrógeno utilizado Preferir estradiol transdérmico se houver fatores de risco Cessar tabagismo	
Risco cardiovascular	Estudos são conflitantes	Testosterona piora perfil lipídico, aumenta peso, aumenta pressão arterial Sem estudos que comprovem aumento de eventos cardiovasculares

(continua)

(continuação)

TABELA 1. RECOMENDAÇÕES PARA O MANEJO DE PACIENTES TRANSEXUAIS IDOSOS.

Efeito	Mulheres trans	Homens trans
Neoplasias	Mama: rastreio bianual a partir dos 50 anos (mamografia) Próstata: PSA diminui. Toque via retal/neovaginal a partir dos 50 anos Testículo: não há algoritmo de rastreio (pesquisar se testosterona persiste elevada apesar de hormonioterapia adequada)	Mama: rastreio com mamografia bianual a partir dos 50 anos, se paciente não tiver feito mastectomia total; ultrassom ou ressonância magnética, em caso de mastectomia total Colo do útero: rastreio semelhante ao de mulheres cis. Atentar em possível disforia relacionada à coleta de exame citológico Endométrio: não há algoritmo de rastreio (investigar em casos de sangramento transvaginal em paciente em amenorreia sem ajuste na dose de testosterona) Ovário: não há algoritmo de rastreio (avaliar de acordo com histórico pessoal/familiar)

(continua)

(continuação)

TABELA 1. RECOMENDAÇÕES PARA O MANEJO DE PACIENTES TRANSEXUAIS IDOSOS.		
Efeito	**Mulheres trans**	**Homens trans**
Metabolismo ósseo	Risco alto: ausência/ subdose de hormonioterapia após gonadectomia; uso de bloqueadores androgênicos sem uso de estrógenos Não descontinuar totalmente hormonioterapia Idade e frequência da densitometria óssea devem ser individualizadas	Risco alto: ooforectomia sem hormonioterapia adequada Não descontinuar totalmente hormonioterapia Idade e frequência da densitometria óssea devem ser individualizadas Estimular atividade física, corrigir níveis baixos de vitamina D, etc.

Fonte: adaptada de Fernández-Rouco e Hatza.[21]

REFERÊNCIAS

1. Zucker KJ. Epidemiology of gender dysphoria and transgender identity. Sex Health. 2017;14(5):404-411.

2. Gamble RM, Taylor SS, Huggins AD, Ehrenfeld JM. Trans-specific Geriatric Health Assessment (TGHA): an inclusive clinical guideline for the geriatric transgender patient in a primary care setting. Maturitas. 2020;132:70-75.

3. Spizzirri G. Disforia de gênero em indivíduos transexuais adultos: aspectos clínicos e epidemiológicos. Diagn Tratamento. 2017;1(16):45-48.

4. Rocon PC, Wankoken KD, Barros ME, Duarte MJO, Sodré F. Acesso à saúde pela população trans no Brasil: nas entrelinhas da revisão integrativa. Trab Educ Saúde. 2020;18(1):1-18.

5. Costa EM, Mendonca BB. Clinical management of transsexual subjects. Arq Bras Endocrinol Metabol. 2014;58(2):188-196.

6. Gooren LJ, T'Sjoen G. Endocrine treatment of aging transgender people. Rev Endocr Metab Disord. 2018;19(3):253-262.

7. Deutsch MB. Guidelines for the primary and gender-affirming care of transgender and gender nonbinary people. 2.ed. University of California. San Francisco: Center of Excellence for Transgender Health, 2016. 199 p.

8. Daniel H, Butkus R; Health and Public Policy Committee of American College of Physicians. Lesbian, gay, bisexual, and transgender health disparities: executive summary of a policy position paper from the American College of Physicians. Ann Intern Med. 2015;163(2):135-137.

9. Braun H, Nash R, Tangpricha V, Brockman J, Ward K, Goodman M. Cancer in transgender people: evidence and methodological considerations. Epidemiol Rev. 2017;39(1):93-107.

10. Joint R, Chen ZE, Cameron S. Breast and reproductive cancers in the transgender population: a systematic review. BJOG. 2018;125(12):1505-1512.

11. Patel H, Arruarana V, Yao L, Cui X, Ray E. Effects of hormones and hormone therapy on breast tissue in transgender patients: a concise review. Endocrine. 2020;68(1):6-15.

12. Chandhoke G, Shayegan B, Hotte SJ. Exogenous estrogen therapy, testicular cancer, and the male to female transgender population: a case report. J Med Case Rep. 2018;12(1):373.

13. Quinn GP, Sanchez JA, Sutton SK, Vadaparampil ST, Nguyen GT, Green BL et al. Cancer and lesbian, gay, bisexual, transgender/transsexual, and queer/questioning (LGBTQ) populations. CA Cancer J Clin. 2015;65(5):384-400.

14. Gibson AW, Radix AE, Maingi S, Patel S. Cancer care in lesbian, gay, bisexual, transgender and queer populations. Future Oncol. 2017;13(15):1333-1344.

15. Dizon DS, Tejada-Berges T, Koelliker S, Steinhoff M, Granai CO. Ovarian cancer associated with testosterone supplementation in a female-to-male transsexual patient. Gynecol Obstet Invest. 2006;62(4):226-228.

16. Rothman MS, Iwamoto SJ. Bone health in the transgender population. Clin Rev Bone Miner Metab. 2019;17(2):77-85.

17. T'Sjoen G, Weyers S, Taes Y, Lapauw B, Toye K, Goemaere S et al. Prevalence of low bone mass in relation to estrogen treatment and body composition in male-to-female transsexual persons. J Clin Densitom. 2009;12(3):306-313.

18. van Caenegem E, Taes Y, Wierckx K, Vandewalle S, Toye K, Kaufman JM et al. Low bone mass is prevalent in male-to-female transsexual persons before the start of cross-sex hormonal therapy and gonadectomy. Bone. 2013;54(1):92-7.

19. Crenitte MRF, Miguel DF, Jacob Filho W. Abordagem das particularidades da velhice de lésbicas, gays, bissexuais e transgêneros. Geriatri Gerontol Aging. 2019;13(1):50-56.

20. Gamble RM, Taylor SS, Huggins AD, Ehrenfeld JM. Trans-specific Geriatric Health Assessment (TGHA): an inclusive clinical guideline for the geriatric transgender patient in a primary care setting. Maturitas. 2020;132:70-75.

21. Fernández-Rouco N, Hatza N. Transsexual aging: needs and difficulties. Kairós Gerontol. 2013;16:95-104.

Capítulo 9

O ATLETA TRANSGÊNERO NO ESPORTE DE ALTO RENDIMENTO

Marcelo Rocha Nasser Hissa
Miguel Nasser Hissa

INTRODUÇÃO

A prática de atividades físicas é fundamental para a manutenção da saúde e para o desenvolvimento emocional e social em todas as fases da vida. O esporte contribui para a redução da taxa de obesidade, melhora o funcionamento muscular, cardíaco e pulmonar, e ajuda a prevenir diversas doenças crônicas, como diabetes, hipertensão e dislipidemia.

Os esportes de alto rendimento criam um campo de competição que possibilita, por meio de uma categorização métrica, estimular a disputa justa entre os praticantes. Sexo biológico, idade, peso e nível de competição são algumas das métricas mais utilizadas. A divisão por sexo biológico se baseia na desigualdade corporal decorrente dos diferentes níveis hormonais no desenvolvimento dos atletas dos sexos masculino e feminino. Homens têm valores de testosterona de 10 a 20 vezes maiores que as mulheres. Diante dos efeitos corporais da testosterona, essa diferença leva à conclusão de que a competição entre mulheres e homens não é justa; consequentemente, a maioria dos esportes envolve a divisão entre categorias feminina e masculina.[1]

A androgenização fornece vantagem importante e possibilita benefícios que invalidam os fatores talento e treinamento. Os andrógenos podem melhorar o desempenho atlético por meio de seus efeitos no tecido muscular, massa óssea, sistema hematopoiético, sistema imunológico e padrões de comportamento.[1] Parte desses benefícios são permanentes, mesmo que posteriormente se bloqueie a testosterona.

Em decorrência do acesso deficiente a ambientes inclusivos, indivíduos com transtorno de identidade de gênero (TIG) praticam menos atividades físicas do que a população geral.[2,3] O tempo de treinamento prejudicado pelo tempo de recuperação pós-cirúrgica e pelas políticas que exigem período de espera após início do tratamento hormonal também explicam parte da baixa aderência esportiva. Ainda assim, observa-se um crescente número de indivíduos transgênero que desejam competir em esportes profissionais.

Grandes entidades esportivas vêm tentando modificar regras e padrões para permitir a inclusão de atletas com TIG. Diante da premissa de justiça no esporte competitivo (ou seja, ausência de vantagem), ainda é controversa a participação de transgênero em grandes competições. A proibição é decorrente do temor em torno da percepção de vantagem desses atletas, sendo que os casos geralmente envolvem mulheres transexuais (homens biológicos que se identificam como mulheres) competindo em esportes femininos.

MÉTRICA DO SEXO EM ESPORTES

A razão para a utilização de métricas para determinar o sexo biológico se baseia na preocupação histórica que homens poderiam se disfarçar de mulher para ganharem vantagem desleal em competições.

Os primeiros registros de imprecisão na determinação de sexo ocorreram na Olímpiada de Berlim, em 1936, com dúvidas quanto aos ganhadores de medalha nas modalidades de salto em altura e na corrida de 100 metros. Na Olímpiada de 1948, em Londres, as competidoras tinham que apresentar um atestado médico comprovando o sexo biológico. Diante da possibilidade de fraudes, decidiu-se inicialmente por uma inspeção visual, que posteriormente foi substituída pelo teste de Barr. O teste de Barr consiste na pesquisa da presença do cromossomo X inativo como evidência de ausência do cromossomo Y. O teste usado até 1987 apresentava falhas, e algumas mulheres com distúrbios do desenvolvimento sexual podem ter sido proibidas de competir.[4]

Na Olímpiada de Barcelona, em 1992, iniciou-se a era de testes com o cromossomo Y; apesar de ter reprovado alguns atletas, estes foram mais tarde autorizados a competir. Na Olímpiada de Sidney, em 2000, não houve testes para determinar o sexo dos atletas.[4] Em outubro de 2003, a Comissão Médica do Comitê Olímpico Internacional (COI) reuniu-se para criar o Consenso de Estocolmo. Nesse consenso, foram definidas as políticas de inclusão de atletas transgênero nos Jogos Olímpicos. Ficou determinado que mulheres transexuais (homens 46,XY que se identificam como mulheres) que haviam feito a transição antes da puberdade poderiam competir na categoria feminina, assim como homens transexuais (mulheres 46,XX que se identificam como homens) cuja transição tivesse sido realizada antes da puberdade participariam na categoria masculina. Em casos de transição pós-puberdade, a autorização deveria seguir critérios mais estritos, como a necessidade de gonadectomia dois anos antes da competição, o uso de hormônio de forma verificável e a mudança da identidade de forma legal.[5] Essa política concordava com a crença comum de que os transgêneros têm uma vantagem atlética, contudo, os requisitos foram criticados por não terem sustentação baseada em evidências.

Em 2011, a International Association of Athletic Federations (IAAF) publicou os "Regulamentos da IAAF que regem a elegibilidade de mulheres com hiperandrogenismo para participarem em competições femininas", endossados pelo COI para a Olímpiada de 2012, em Londres. Pela regulamentação, ficou determinado que as atletas, para serem elegíveis em competições femininas, deveriam apresentar níveis de andrógenos abaixo da faixa normal masculina – ou, caso os níveis de andrógenos se encontrassem dentro da faixa normal masculina, as atletas deveriam ter resistência a andrógenos de tal forma que não obtivessem vantagem competitiva. Essa regulação é criticada pela dificuldade de se definir o que seria "vantagem competitiva" decorrente do hiperandrogenismo.[6]

Em 2015, o COI atualizou as políticas, deixando-as menos restritivas. Não há mais necessidade de cirurgias ou mudança da identidade legal. Mulheres transexuais que se autodeclararam mulheres (o que não pode ser alterado em relação ao esporte por até 4 anos) e com níveis séricos de testosterona inferiores a 10 nmol/L (288 ng/dL) por 12 meses antes da competição e durante todo o período de elegibilidade da competição são possibilitadas de competir na categoria feminina.[7] Contudo, antes dos Jogos Olímpicos do Rio de Janeiro, em 2016, uma decisão do Tribunal de Arbitragem do Esporte sentenciada em 2015 suspendeu os regulamentos da IAAF, permitindo que mulheres hiperandrogênicas pudessem competir.

Em 2018, a IAAF publicou o "Regulamento de Elegibilidade para a Classificação Feminina (atletas com diferenças de desenvolvimento sexual)", que restringe a participação em competições de atletas com testosterona sérica maior que 5 nmol/L (144 ng/dL), a ser medida pelo método de espectrometria de massa.[8] No entanto, nenhum atleta pode ser forçado a se submeter a avaliação e tratamento em resposta aos regulamentos. Esse valor se baseia no fato de que mulheres com síndrome do ovário micropolicístico (SOP) podem ter níveis de testosterona sérica de até 4,8 nmol/L (138 ng/dL).

Na prática clínica atual, não há nenhum critério biológico único inequívoco para determinação do sexo. Atualmente, a definição de mulher cisgênero (mulheres com identidade de gênero coincidente com o gênero atribuído ao nascimento) para o esporte é baseada nos valores de andrógenos. No entanto, até nessas mulheres há grande variabilidade hormonal, o que pode restringir a participação de algumas em determinados eventos. A métrica ainda não é ideal. Características tão diversas como altura, tamanho das mãos e dos pés e capacidade pulmonar elevada, que podem beneficiar mulheres trans, também podem estar presentes em mulheres cis. Achados antropométricos que trazem ganhos naturais exercem influência na escolha do esporte e dificultam a determinação do que seria considerado "vantagem competitiva" injusta.

INFLUÊNCIA HORMONAL NO DESEMPENHO ATLÉTICO

As características físicas que podem conferir vantagem masculina incluem maior altura (benéfico em alguns esportes), composição corporal mais anabólica (massa muscular superior à gordura corporal), maior força muscular, níveis de hemoglobina mais elevados e padrões de comportamento mais competitivos.

Alguns especialistas sugerem que o gene Y, ligado à estatura, seja o responsável pelo melhor desempenho atlético. Contra esse argumento pesa o fato que aspectos como falta de treinamento, envelhecimento, orquiectomia ou terapia com inibidores de andrógeno estão associados à diminuição do volume muscular e do desempenho físico, enquanto a altura não é modificada. Não há evidências de que o padrão cromossômico tenha um efeito direto na massa e na força muscular.

Observa-se ainda que mulheres com síndrome do ovário micropolicístico têm a composição corporal mais anabólica, um consumo máximo de oxigênio mais alto e maiores valores de desempenho atlético. A síndrome é caracterizada por elevada produção ovariana de andrógenos, distúrbios de ovulação e achados ultrassonográficos de ovários policísticos. Mesmo as formas leves de hiperandrogenismo, como a SOP, podem ser benéficas para o desempenho físico, exercendo um papel importante na decisão das mulheres de participarem de esportes competitivos.[9] De fato, a SOP é a principal causa de distúrbios menstruais entre esportistas olímpicas, associada ou não a amenorreia hipotalâmica funcional.[10] Níveis de testosterona muito elevados aumentam o desempenho atlético, porém, por questões éticas, não é possível realizar estudos de suplementação para confirmação inequívoca. A resposta anabólica à testosterona pode amplamente ser prevista pela dose administrada.

No tecido muscular, os andrógenos aumentam o número e o tamanho de fibras musculares, o número de células satélites e de mionúcleos e o tamanho dos neurônios motores. Eleva ainda a expressão da miostatina do músculo esquelético, a biogênese mitocondrial, a expressão da mioglobina e o conteúdo muscular de IGF.[10] Clinicamente, essas alterações implicam aumento da massa (4%) e da força muscular (entre 12 e 26%).[4] Os homens têm, em geral, uma vantagem de 10 a 20% sobre as mulheres em esportes que dependem da força, de movimentos explosivos e, principalmente, da musculatura da parte superior do corpo (Tabela 1).[10,11]

Em animais, a testosterona estimula a formação óssea por promover a proliferação e a diferenciação de osteoblastos e inibir a apoptose celular. O tamanho, a força e a densidade óssea são maiores nos homens. Mulheres são, em média, 7 a 8% mais baixas devido ao fechamento epifisário mais precoce promovido pelo estrogênio. As áreas transversais do úmero e do fêmur das mulheres são mais curtas entre 65 e 75% e 85%, respectivamente.[10] A estatura mais alta promove melhor desempenho em alguns esportes, como basquete, vôlei, tênis e esportes de combate, além de aumentar a capacidade funcional pulmonar. Ossos com fulcro maior para alavancagem melhoram a

TABELA 1. DESEMPENHO ATLÉTICO DE MEDALHISTAS DE OURO NA OLIMPÍADA DO RIO DE JANEIRO, EM 2016.			
Categoria	Homens	Mulheres	Diferença (%)
Corrida 100 m (em segundos)	9,81	10,71	8,4
Corrida 5.000 m (em minutos)	13:03,30	14:26,17	9,6
Salto em altura (em metros)	2,38	1,97	17,2
Salto com vara (em metros)	6,03	4,85	19,6
Arremesso de dardo (em metros)	90,30	66,18	26,7

Fonte: adaptada de Hirschberg.[11]

performance em esportes de saltos, arremessos ou de força explosiva. Homens têm fator de proteção para fraturas de estresse, principalmente envolvendo as pernas, em decorrência de seus ossos maiores e mais grossos.[10,11]

Homens têm, em média, valores de hemoglobina 12% maior do que as mulheres. Por elevar os níveis circulantes de eritropoietina e suprimir os da hepcidina (proteína reguladora de ferro), há aumento do transporte de oxigênio para os tecidos, subindo o consumo máximo de oxigênio durante a atividade física. O consumo máximo de oxigênio é fundamental para um bom desempenho em esportes de resistência. Em ratos, evidências demonstram, ainda, que o consumo de oxigênio aumenta o conteúdo de mioglobina no músculo, o que pode melhorar a prática de esportes aeróbicos.[10,11]

A testosterona exerce ainda efeitos psicológicos, aumentando o comportamento competitivo, reduzindo o medo, promovendo condutas de alto risco e produzindo um efeito motivacional mental.

Alguns estudos sugerem melhora na habilidade espacial e orientação rotacional, importantes características em esportes como salto com vara e lançamento de martelo e disco.[11,12]

Não existem grandes estudos prospectivos sobre os efeitos da testosterona em homens trans devido às preocupações éticas que podem levantar. Em um estudo, mulheres na pós-menopausa em uso de testosterona que alcançaram níveis sérico de testosterona de 7,3 nmol/L (211 ng/dL) apresentaram aumentos na massa muscular média de até 4,4% e na força muscular de 12 a 26%.[13] Pesquisa com cem atletas olímpicas suecas e controles sedentárias demonstrou níveis séricos mais elevados de de-hidroepiandrosterona (andrógeno produzido nas adrenais) nas atletas. O hormônio se correlacionava positivamente com desempenho físico, densidade mineral óssea e massa magra.[14] Em outro estudo com mulheres jovens e fisicamente ativas, a administração de testosterona com elevação do nível sérico correspondente à metade do limite inferior dos homens acarretou em aumento significativo na massa corporal magra (2%), no desempenho aeróbio (8,5%) e no desempenho anaeróbio (3,2%, não significativo).[15] Com base nos dados disponíveis, estimou-se que a vantagem proporcionada pelos níveis circulantes de testosterona na faixa masculina para uma atleta feminina é superior a 9% (Figura 1).[10,11]

EFEITO LEGADO

Apesar de meninos serem expostos a andrógenos no período pré-natal e perinatal, até a puberdade meninos e meninas não diferem em altura, massa muscular ou óssea. Não se sabe se essa exposição tem um impacto que seja relevante para a prática de esportes. Após a puberdade, níveis de testosterona circulante determinam, em grande parte, maior estatura média final (em média, meninos são 12 a 15 cm mais altos que meninas) e maiores massa muscular e força, embora com considerável diversidade interindividual.[16]

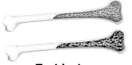
Tecido ósseo
↑ Formação óssea
↑ Área transversal óssea
↑ Estatura final

Sistema neuropsiquiátrico
↑ Comportamento competitivo
↓ Medo
↑ Habilidade espacial
↑ Orientação rotacional

TESTOSTERONA

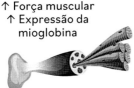
Tecido muscular
↑ Massa muscular
↑ Força muscular
↑ Expressão da mioglobina

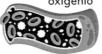
Sistema hematopoiético
↑ Níveis de hemoglobina
↑ Transporte de oxigênio para os tecidos
↑ Consumo máximo de oxigênio

FIGURA 1. Principais efeitos da testosterona que acarretam vantagem atlética.

Ilustrações: Freepik.

Não existem dados que esclareçam, inquestionavelmente, se mulheres transexuais que fizeram bloqueio de androgênico após a puberdade mantêm parte dos benefícios físicos por meio de um "efeito legado". Estudos clínicos e experimentais revelam que a privação de androgênio reverte, pelo menos em parte, os efeitos anabólicos anteriores da testosterona no músculo. A redução da área muscular e dos níveis de hemoglobina são significativos após um ano de terapia antiandrogênica, sem maiores reduções após três anos.

O estudo de Gooren e Bunck[16] constatou que, antes de qualquer tratamento, a área muscular era significativamente maior no grupo de pacientes 46,XY do que no de 46,XX, apesar de certa sobreposição. Após um ano de terapia antiandrogênica, a área muscular reduziu bastante nos pacientes 46,XY, mas ainda assim permaneceu significativamente maior que no grupo 46,XX sem tratamento com testosterona. Evidenciou-se, ainda, que no primeiro grupo a altura era, em média, 10,7 cm maior do que no segundo.[16] Contudo, um fator limitante do estudo foi o tamanho da amostra, que era relativamente pequeno (n = 36) (Figura 2).

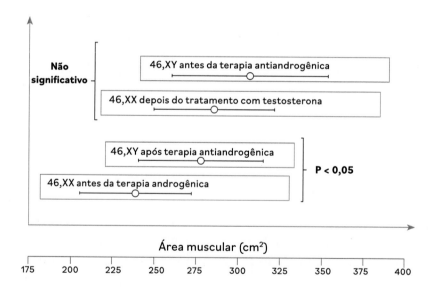

FIGURA 2. Mudanças relativas na massa muscular antes e após tratamento hormonal.

Fonte: adaptada de Gooren et al.[16]

Apesar de existir uma correlação bem descrita entre a concentração de testosterona e as mudanças no tamanho do músculo, ainda existe heterogeneidade nas respostas à testosterona.[16,17] Essa diversidade pode refletir diferenças no nível de atividade física, na nutrição, no metabolismo da testosterona, em polimorfismos no receptor de andrógeno, nos níveis 5α-redutase ou na composição de outros músculos reguladores de crescimento. Todos esses elementos são determinados geneticamente e inerentemente pessoais.[16]

Em termos de níveis atuais supressos de andrógenos, não há vantagem competitiva de mulheres trans sobre mulheres cis. Contudo, os efeitos da exposição prévia sobre massa muscular e força são mantidas por um determinado período, enquanto os efeitos na altura e no tamanho dos pés e das mãos são irreversíveis.[15] Uma importante constatação fisiológica é que, diferente dos músculos, os efeitos dos andrógenos no desenvolvimento ósseo são provavelmente irreversíveis.

PERSPECTIVAS FUTURAS

A escassez de dados científicos e a literatura médica insuficiente dificulta a defesa baseada em evidências da participação de transgêneros em competições esportivas. Desconhece-se se as pessoas com TIG têm vantagem competitiva no esporte. Em um pequeno estudo com praticantes de *softball*, alguns atletas sentiram que a testosterona forneceu uma vantagem atlética às mulheres transgênero, decorrente da testosterona endógena, e aos homens transgênero, pelo uso exógeno.[18]

Algumas questões importantes permanecem sem respostas definitivas:

- O gênero no esporte foi claramente definido?
- A vantagem genética (justa ou injusta) já foi determinada?

- Quando os andrógenos se tornam um benefício e quando são apenas achados laboratoriais que podem ser medidos?
- Existe um tempo mínimo de supressão capaz de neutralizar a vantagem construída pela testosterona endógena?
- O uso de testosterona em homens trans em doses que não mimetizam a puberdade de homens cis acarreta vantagem atlética?

Uma possível solução para a manutenção de uma competição justa foi proposta na revisão de Ingram e Thomas.[4] Na opinião dos autores, a categoria masculina poderia ser considerada a categoria sem restrição de andrógenos, exceto quando o uso de exógenos torne o atleta inelegível, como nos casos de *doping*. Nesses casos, a vantagem natural seria utilizada na máxima capacidade. A categoria feminina seria a de restrição andrógena, em que valores de testosterona seriam controlados para não exceder um valor pré-determinado, restringindo, assim, o nível de vantagem. Esse tipo de divisão leva em consideração os níveis atuais de testosterona como fator diferencial no desempenho esportivo, contudo, não trata do efeito legado hormonal antes da supressão.

CONCLUSÃO

O maior ganho de massa muscular e de força decorrente do aumento de testosterona pós-puberdade fornece vantagem importante, contínua, cumulativa e durável em competições esportivas. Essas vantagens inviabilizam mulheres de competir efetivamente contra os homens, especialmente em esportes de força.

A inclusão de atletas transgênero vem ganhando maior atenção midiática nos últimos anos, seja pela controvérsia da participação em competições de grande apelo comercial, pelos sucessos atléticos ou pelos esforços bem-sucedidos de inclusão social. Por enquanto, não há consenso mundialmente aceito sobre as políticas desportivas inclusivas, e ainda há muitos desafios a serem superados.

A questão é complexa não apenas pela escassez de fatos científicos comprobatórios dos efeitos permanentes e transitórios do andrógenos, mas também pela contaminação da discussão por posições religiosas e políticas. O centro da controvérsia é a preservação da justiça no esporte feminino, sendo a inclusão de transgêneros considerada, por alguns, um ataque aos ganhos obtidos nos esportes femininos. Contudo, salienta-se novamente a inexistência de uma linha clara que seja universalmente aceita como um padrão justo para determinar quem é do sexo feminino, principalmente uma que avalie a performance atlética e sirva para fins de equidade na competição.

Em competições esportivas, sempre haverá elementos de arbitrariedade, com diferentes indivíduos desenvolvendo diferentes potenciais pós-natais. Os arbítrios da genética e do desenvolvimento pós--natal farão qualquer forma de competição intrinsecamente injusta em algum nível.

REFERÊNCIAS

1. Bermon S, Garnier PY, Hirschberg AL, Robinson N, Giraud S, Nicoli R et al. Serum androgen levels in elite female athletes. J Clin Endocrinol Metab. 2014;99(11);4328-4335.

2. Herrick SSC, Duncan LR. A systematic scoping review of engagement in physical activity among LGBTQ+ adults. J Phys Act Health. 2018;15(3):226-232.

3. Jones BA, Haycraft E, Bouman WP, Arcelus J. The levels and predictors of physical activity engagement within the treatment-seeking transgender population: a matched control study. J Phys Act Health. 2018;15(2):99-107.

4. Ingram BJ, Thomas CL. Transgender policy in sport, a review of current policy and commentary of the challenges of policy creation. Curr Sports Med Rep. 2019;18(6):239-247.

5. Dubon ME, Abbott K, Carl RL. Care of the transgender athlete. Curr Sports Med Rep. 2018;17(12):410-418.

6. International Association of Athletics Federations. IAAF regulations governing eligibility of females with hyperandrogenism to compete in women's competition. Disponível em: <https://www.sportsintegrityinitiative.com/wp-content/uploads/2016/02/IAAF-Regulations-Governing-Eligibility-of-Females-with-Hyperandrogenism-to-Compete-in-Women's-Competition-In-force-as-from-1st-May-2011-6.pdf>. Acesso em: 31 dez. 2020.

7. International Olympic Committee. IOC consensus meeting on sex reassignment and hyperandrogenism. Publicado em: nov. 2015. Disponível em: <https://stillmed.olympic.org/Documents/Commissions_PDFfiles/Medical_commission/2015-11_ioc_consensus_meeting_on_sex_reassignment_and_hyperandrogenism-en.pdf>. Acesso em: 31 dez. 2020.

8. World Athletics. Eligibility regulations for the female classification (athletes with differences of sex development). Publicado em: 1 nov. 2019. Disponível em: <https://worldathletics.org/download/download?filename=656101dc-7716-488a-ab96-59d37941e9ac.pdf&urlslug=C3.6%20-%20Eligibility%20Regulations%20for%20the%20Female%20Classification>. Acesso em: 31 dez. 2020.

9. Bermon S, Vilain E, Fénichel P, Ritzén M. Women with hyperandrogenism in elite sports: scientific and ethical rationales for regulating. J Clin Endocrinol Metab. 2015;100(3):828-830.

10. Handelsman DJ, Hirschberg AL, Bermon S. Circulating testosterone as the hormonal basis of sex differences in athletic performance. Endocr Rev. 2018;39(5):803-829.

11. Hirschberg AL. Female hyperandrogenism and elite sport. Endocr Connect. 2020;9(4):R81-R92.

12. Aleman A, Bronk E, Kessels RPC, Koppeschaar HPF, van Honk J. A single administration of testosterone improves visuospatial ability in young women. Psychoneuroendocrinology 2004;29:612-617.

13. Huang G, Basaria S, Travison TG, Ho MH, Davda M, Mazer NA et al. Testosterone dose-response relationships in hysterectomized women with or without oophorectomy: effects on sexual function, body composition, muscle performance and physical function in a randomized trial. Menopause 2014;21(6):612-623.

14. Eklund E, Berglund B, Labrie F, Carlstrom K, Ekstrom L, Hirschberg AL et al. Serum androgen profile and physical performance in women Olympic athletes. Br J Sports Med. 2017;51(17):1301-1308.

15. Hirschberg A, Knutsson J, Helge T, Godhe M, Ekblom M, Bermon S et al. Effects of moderately increased testosterone concentration on physical performance in young women: a double blind, randomised, placebo-controlled study. Br J Sports Med. 2020;54(10):599-604.

16. Gooren L, Bunck M. Transsexuals and competitive sports. Eur J Endocrinol. 2005;151(4):425-429.

17. Bhasin S, Storer TW, Berman N, Callegari C, Clevenger B, Phillips J et al. The effects of supraphysiologic doses of testosterone on muscle size and strength in normal men. N Engl J Med. 1996;335(1):1-7.

18. Travers A, Deri J. Transgender inclusion and the changing face of lesbian softball leagues. Int Rev Social Sport. 2011;46(4):488-507.

Anexo I

MODELO DE TERMO DE CONSENTIMENTO

MODELO DE FORMULÁRIO DE CONSENTIMENTO LIVRE ESCLARECIDO PARA USO DE TESTOSTERONA[1]

Assinale suas iniciais abaixo de cada página de recomendação aqui descrita, de forma que isso represente o seu consentimento para o uso de testosterona.

Uma vez que você está pensando em tomar testosterona, é imprescindível que aprenda sobre os riscos, as expectativas, as considerações de longo prazo e os medicamentos associados à transição de mulher para homem.

É extremamente importante você ter em mente que cada pessoa é única e, por isso:

---

1   Tradução livre. O formulário original em que se baseou a elaboração deste modelo já esteve disponível no *site* da San Francisco Center of Excellence for Transgender Health, da University of California, em 2011.

- a extensão e a velocidade com que as mudanças ocorrem dependem de muitos fatores, incluindo, dentre outros, genética, idade em que se começa a tomar os hormônios e seu estado geral de saúde;
- os medicamentos ou as dosagens podem variar muito dos de seus amigos ou do que você leu em livros e/ou *on-line*.

Embora esteja ansiosa(o) para que as mudanças ocorram rapidamente, lembre-se de que, ao tomar testosterona, você estará passando por uma segunda puberdade e de que a puberdade normalmente leva vários anos para que todos os efeitos sejam efetivados.

Atenção: tomar doses mais altas de hormônios nem sempre fará o processo ocorrer mais rapidamente; pelo contrário, pode, até mesmo, colocar sua saúde em risco.

A seguir, são apresentados os quatro âmbitos da vida que sofrem mudanças na medida em que a terapia hormonal progride.

Mudanças físicas
Pele e/ou tato
- A pele, como um todo, ficará um pouco mais espessa e mais oleosa;
- os poros ficarão maiores;
- pode desenvolver acne em todas as partes do corpo. Em alguns casos, pode ser incômoda ou grave. Pode ser tratada com boas técnicas de cuidado da pele, bem como com tratamentos típicos para acne, como loções;
- a percepção da dor ou da temperatura pode ocorrer de forma "diferente", em relação ao tato;
- essas mudanças podem ser sentidas em algumas semanas.

Iniciais do paciente: __

Odores corporais e transpiração

- Nas primeiras semanas, você notará mudança nos odores do suor e da urina;
- poderá suar mais do que antes.

Seios

- Não mudarão muito durante a transição, embora possa notar alguma dor ou uma ligeira diminuição no tamanho;
- muitos cirurgiões de mama recomendam esperar pelo menos seis meses após o início da terapia com testosterona antes de fazer a cirurgia de reconstrução torácica.

Peso e gordura corporal, dieta e saúde

- O peso começará a se redistribuir pelo corpo;
- a gordura diminuirá um pouco em torno dos quadris e das coxas;
- a gordura sob a pele ficará um pouco mais fina em todo o corpo, dando aos braços e às pernas mais definição muscular e uma aparência um pouco mais áspera;
- a testosterona pode fazer você ganhar gordura ao redor do abdome. Assim, sua massa muscular aumentará significativamente, assim como a força;
- para maximizar o seu desenvolvimento e manter a saúde, você deve se exercitar de 4 a 5 vezes por semana por 30 minutos;
- dependendo de sua dieta nutricional, seu estilo de vida, sua genética e sua massa muscular, você pode ganhar ou perder peso ao iniciar a terapia hormonal;
- a gordura sob a pele do rosto diminuirá e se deslocará para dar aos olhos e ao rosto, em geral, uma aparência mais angular;

Iniciais do paciente: __

- sua estrutura óssea provavelmente não mudará, embora algumas pessoas, no final da adolescência ou no início dos vinte anos de idade, possam ver mudanças ósseas sutis.

Face

- As mudanças faciais podem levar até 2 anos ou mais para chegar ao resultado final.

Pelos

- Os pelos do corpo no peito, nas costas e nos braços aumentarão de espessura, ficarão mais escuros e crescerão mais rapidamente;
- o padrão de pelos provavelmente será semelhante ao de outros homens de sua família. No entanto, como cada pessoa é única, pode demorar até 5 anos ou mais para ver os resultados finais;
- a maioria dos homens trans nota algum grau de calvície frontal do couro cabeludo, principalmente na área das têmporas;
- dependendo de sua idade e do histórico familiar, você pode desenvolver calvície de padrão masculino ou, até mesmo, queda total de cabelo;
- a barba varia de pessoa para pessoa. Algumas pessoas desenvolvem uma barba espessa muito rapidamente, outras levam vários anos para isso e outras podem nunca desenvolver uma barba espessa e cheia. Isso é resultado da genética e da idade com que você inicia a terapia com testosterona. Inclusive, observe que os homens não transgênero também têm um grau variável de espessura de pelos faciais e uma idade variável em que sua barba se desenvolve totalmente.

Iniciais do paciente: __

Mudanças emocionais

Seu estado emocional geral pode ou não mudar, visto que isso varia de pessoa para pessoa. A puberdade é uma montanha-russa de emoções, e a segunda puberdade que você experimentará durante a transição não é exceção.

Você pode descobrir que tem acesso a uma gama mais restrita de emoções ou sentimentos, que tem interesses, gostos ou passatempos diferentes ou que se comporta de maneira diferente no relacionamento com outras pessoas.

Embora a psicoterapia não seja indicada para todos como padrão, a maioria das pessoas se beneficiaria de uma sessão de psicoterapia de apoio durante a transição, pois ajudaria a explorar esses novos pensamentos e sentimentos.

Mudanças sexuais

Logo após o início do tratamento hormonal, você provavelmente notará uma mudança em sua libido. Muito rapidamente, seu clitóris começará a crescer e ficará maior quando você estiver excitada(o). Você pode descobrir que existem diferentes atos sexuais ou diferentes partes do seu corpo que proporcionam prazer erótico. Seus orgasmos serão diferentes, talvez com mais intensidade de pico e mais focados em seus órgãos genitais, em oposição a uma experiência de corpo inteiro.

Mudanças reprodutivas

Ciclos menstruais

- A princípio, seus ciclos menstruais ficam mais leves, chegam mais tarde ou são mais curtos do que antes. Podem ocorrer períodos mais intensos ou mais duradouros por alguns ciclos antes de pararem completamente.

Iniciais do paciente: __

Gravidez

- A testosterona reduz muito a sua capacidade de engravidar. No entanto, não elimina completamente o risco de gravidez. Se você está tomando testosterona e permanece sexualmente ativa(o) com um homem não transgênero, deve continuar a usar um método anticoncepcional para evitar gravidez;
- é possível que homens transexuais engravidem enquanto tomam testosterona. Se você suspeitar que pode estar grávida, faça um teste de gravidez o mais rápido possível para que o médico possa interromper o tratamento com testosterona, já que pode ser perigoso para o feto;
- se você quiser engravidar, deve primeiro interromper o tratamento com testosterona e esperar que seu médico lhe diga que está tudo bem para começar a tentar engravidar. Seu médico pode verificar seus níveis de testosterona antes de liberá-la(o) para iniciar os esforços de concepção;
- a terapia com testosterona pode mudar a forma de seus ovários e dificultar a liberação de óvulos. Se isso acontecer, você pode precisar usar medicamentos para fertilidade ou técnicas como a fertilização *in vitro* para engravidar;
- é possível que, depois de tomar testosterona, você perca completamente a capacidade de engravidar. Congelar óvulos pode ser uma opção para preservar sua fertilidade.

Doenças que podem estar associadas

- No caso de você deixar de tomar ou mudar a dose da testosterona, pode ocorrer um pequeno sangramento menstrual. Sempre que ocorrer esse tipo de sangramento, avise o médico o quanto antes. Algumas vezes, serão necessários acompanhamentos com ultrassom para descartar **hiperplasia**

Iniciais do paciente: __

endometrial, condição que, se não tratada, pode se tornar uma lesão cancerosa. Para evitar a hiperplasia endometrial, deve-se fazer exame de ultrassonografia a cada 2 anos (enquanto tiver útero), mesmo que não haja sangramento vaginal. Pode ser também necessário tomar um hormônio denominado progesterona por 10 dias. Esse hormônio, que pode causar uma breve menstruação, ajuda a "reconfigurar" o seu útero, prevenindo o desenvolvimento de hiperplasia;

- não se deve esquecer do risco de **câncer de colo do útero** (cervical). Em relacionamentos sexuais (anteriores e atuais), mesmo para quem nunca teve contato genital com um pênis, é possível contrair um vírus denominado papilomavírus humano (HPV). A infecção por HPV pode levar ao câncer cervical. Para diminuir esse risco, é importante tomar a vacina contra o HPV e realizar o exame de esfregaço (Papanicolaou), a cada pelo menos 2 anos;

- o tratamento com testosterona pode aumentar ligeiramente o risco de **câncer de ovário**. Esse tipo de câncer geralmente é difícil de se identificar e muitos dos casos são descobertos apenas em estágios avançados. Um exame com ginecologista é recomendado a cada 1 a 2 anos. A fim de minimizar o risco de câncer de ovário, alguns médicos especialistas recomendam uma histerectomia completa e salpingo-ooforectomia bilateral (remoção do útero, ovários e trompas uterinas) em 5 a 10 anos após o início do tratamento com testosterona;

- ainda não há pesquisas suficientes para concluir se o uso de testosterona pode aumentar o risco de **câncer de mama**. Apesar de haver uma tendência de diminuição de casos, ainda assim é importante realizar exames, seja com mamografia

Iniciais do paciente: __

ou com ultrassom. A cirurgia de remoção de mamas ajuda a controlar esse risco, mas não se pode afirmar com 100% de certeza que o procedimento elimina o risco.

Outros efeitos associados e observações importantes

Alguns efeitos mais comuns do uso da testosterona são:

- tornar o sangue mais espesso, o que pode levar a derrame, doença do coração ou outras doenças; e sobrecarregar o fígado. Diante desses riscos, serão solicitados rotineiramente exames do tipo hemograma, colesterol, diabetes, funções renais e hepáticas;
- nem todos os efeitos do tratamento com testosterona são revertidos com a suspensão do tratamento. O crescimento do clitóris, o crescimento dos pelos faciais e a calvície de padrão masculino não são reversíveis. Quanto mais tempo de uso, menores as chances de retornar às características do seu corpo antes do tratamento;
- o tratamento com testosterona deve ser mantido por um longo período, principalmente se seus ovários foram removidos em algum momento. Assim, manter o tratamento até os 50 anos de vida pode prevenir o enfraquecimento dos ossos, condição conhecida como osteoporose.

Via de administração, doses, frequência e recomendações

- A forma de tomar testosterona é variável. No Brasil, há mais facilidade de encontrar a forma **intramuscular** (injeção mensal ou trimestral) e a forma **tópica** (gel local diário);
- a tendência é começar em doses-padrão e, depois, ir aumentando ou diminuindo conforme os níveis de testosterona observados nos exames de rotina;

Iniciais do paciente: __

- **atenção:** aumentar por conta própria a dose de testosterona *não* acelerará as mudanças corporais e pode, ainda, aumentar muito os riscos de efeitos colaterais;
- é muito importante respeitar as doses prescritas pelo seu médico;
- lembre-se de que uma puberdade masculina ocorre normalmente no intervalo de alguns anos; então, é importante que, em nosso tratamento, tentemos nos aproximar do que ocorre naturalmente.

Eu recebi o termo de consentimento fornecido pelo médico e tive tempo suficiente para ler integralmente e ter todas as minhas dúvidas sanadas. Todo o procedimento foi realizado antes de qualquer prescrição hormonal. Reconheço que o tratamento foi solicitado por mim após a confirmação do diagnóstico de transtorno de identidade de gênero pelo psiquiatra e eu entendo todos os riscos envolvidos.

Nome e assinatura do paciente:

Data:

Nome e assinatura do médico responsável:

Data:

Anexo II

MODELO DE TERMO DE CONSENTIMENTO

MODELO DE FORMULÁRIO DE CONSENTIMENTO LIVRE ESCLARECIDO PARA USO DE ESTROGÊNICO E ANTIANDROGÊNICO[1]

Assinale suas iniciais abaixo de cada página de recomendação aqui descrita, de forma que isso represente o seu consentimento para o uso de estrogênico e antiandrogênico.

Uma vez que você está pensando em tomar estrogênico e antiandrogênicos, é imprescindível que aprenda sobre os riscos, as expectativas, as considerações de longo prazo e os medicamentos associados à transição de homem para mulher.

---

1 Tradução livre. O formulário original utilizado para a elaboração deste modelo já esteve disponível no *site* da San Francisco Center of Excellence for Transgender Health, da University of California, em 2011.

É extremamente importante você ter em mente que cada pessoa é única e, por isso:

- a extensão e a velocidade com que as mudanças ocorrem dependem de muitos fatores, incluindo, dentre outros, genética, idade em que se começa a tomar os hormônios e seu estado geral de saúde;
- os medicamentos ou as dosagens podem variar muito dos de seus amigos ou do que você leu em livros e/ou *on-line*.

Embora esteja ansiosa(o) para que as mudanças ocorram rapidamente, lembre-se de que, ao tomar testosterona, você estará passando por uma segunda puberdade e de que a puberdade normalmente leva vários anos para que todos os efeitos sejam efetivados.

Atenção: tomar doses mais altas de hormônios nem sempre fará o processo ocorrer mais rapidamente; pelo contrário, pode, até mesmo, colocar sua saúde em risco.

A seguir, são apresentados os quatro âmbitos da vida que sofrem mudanças na medida em que a terapia hormonal progride.

Mudanças físicas

Algumas alterações físicas não são permanentes e desaparecem se as medicações não forem tomadas corretamente, como:

- **pele**: ficará mais macia e com menos lesões de acne;
- **pelos do corpo**: se tornarão menos visíveis e crescerão mais lentamente, mas ainda assim haverá um pequeno crescimento;
- **gordura do corpo**: diminuirá na região da barriga e aumentará no quadril, nádegas e coxas;
- **músculos**: a força muscular e o tamanho dos músculos podem diminuir, principalmente na parte superior do corpo;

Iniciais do paciente: __

- **mamas**: o desenvolvimento de mamas vai ocorrer usando estrogênio. Em relação ao tamanho, é variável e pode levar um tempo indeterminado até as mamas atingirem o volume final. Se houver suspensão dos medicamentos, é provável que as mamas não regridam ao tamanho anterior. Pode ocorrer ainda saída de leite pelo mamilo e, nesse caso, deve-se avisar imediatamente o médico. O risco de câncer de mama pode aumentar tanto quanto se você tivesse nascido mulher, por isso é preciso fazer exames de rotina, seja por ultrassonografias ou por mamografias.

Algumas características corporais não se alteram significativamente com o uso dos hormônios, como:

- **pelos da face**: não haverá grandes mudanças em barba e bigode, embora possam diminuir bastante e ficarem pouco visíveis. Para retirada total, outros tipos de tratamento dermatológicos podem ser necessários;
- **voz**: o tom de voz não será alterado, nem a maneira de falar. Com auxílio de fonoaudióloga, pode-se alcançar um padrão mais feminino de se comunicar;
- **pomo de Adão**: não encolherá, mas algumas cirurgias podem auxiliar no aspecto estético.

Mudanças sexuais e reprodutivas

Logo após o início do tratamento hormonal, as mudanças incluem:

- **espermatozoides**: não irão mais amadurecer e isso poderá torná-lo infértil, mas ainda há risco de gravidez caso tenha relações sexuais com penetração vaginal;

Iniciais do paciente: __

- **testículos:** podem reduzir para a metade do tamanho;
- **ereções:** tanto as matinais como as espontâneas e estimuladas reduzirão drasticamente até cessarem, podendo, inclusive, impossibilitar a penetração;
- **desejo sexual:** também pode se reduzir.

Mudanças emocionais

A mudança do seu estado emocional geral varia muito de pessoa para pessoa. A puberdade é uma montanha-russa de emoções, e a segunda puberdade que você experimentará durante a transição não é exceção.

Você pode descobrir que tem acesso a uma gama mais restrita de emoções ou sentimentos, que tem interesses, gostos ou passatempos diferentes ou que se comporta de maneira diferente no relacionamento com outras pessoas.

Embora a psicoterapia não seja indicada para todos como padrão, a maioria das pessoas se beneficiaria de uma sessão de psicoterapia de apoio durante a transição, pois ajudaria a explorar esses novos pensamentos e sentimentos.

Riscos e efeitos colaterais
Estrogênico

Os efeitos colaterais do uso de estrogênico a longo prazo ainda não são completamente conhecidos, por isso há riscos que ainda não podemos prever. É importante considerar que o estrogênico:

- pode sobrecarregar o fígado e aumentar o risco de desenvolver **pedras na vesícula** biliar (cálculo biliar);
- a quantidade de gordura ao redor dos órgãos internos pode aumentar com o tratamento hormonal, o que

Iniciais do paciente: __

consequentemente elevará o risco de **diabetes** e de **doenças cardiológicas**. Pode também aumentar a **pressão arterial**. Ponderando essas situações, o ideal é tentar manter um estilo de vida saudável, com reeducação alimentar e atividades físicas regulares;

- pode aumentar muito o risco de coágulos sanguíneos, que ocorrem mais comumente nas pernas (**trombose**), mas podem causar **ataque cardíaco, embolia pulmonar** (coágulos no pulmão) e, até mesmo, **derrame cerebral**. Esse risco aumenta muito em tabagistas; por isso, curar completamente o tabagismo é fundamental, sobretudo diante de qualquer tratamento com estrogênio. O risco também aumenta em pessoas que já tiveram trombose anteriormente, em obesos e aqueles com histórico familiar de doença cardiovascular ou derrame;

- pode causar **náuseas e vômitos**, desencadear ou piorar **enxaquecas** e aumentar o risco de tumores não cancerosos da glândula pituitária (prolactinomas), que, geralmente, não são fatais, mas podem prejudicar a visão e gerar dores de cabeça, se não forem tratados adequadamente.

Antiandrogênicos

Os bloqueadores de testosterona (antiandrogênicos) podem causar efeitos colaterais importantes, como:

- a espironolactona pode causar um desequilíbrio de água e minerais (acidobásico), já que essa substância é um diurético. Pode aumentar a sede e a frequência de micção. Eventualmente, o potássio pode também se elevar. Se essa elevação for intensa, há riscos de arritmias potencialmente letais;

Iniciais do paciente: __

- a ciproterona pode, mais raramente, aumentar o risco de meningioma (tumor de comportamento geralmente benigno no cérebro) quando utilizada por muitos anos. Pode também causar piora de depressão.

Recomendações gerais

Diante de todos esses riscos, serão solicitados rotineiramente exames de sangue do tipo hemograma, colesterol, diabetes, funções renais e hepáticas, prolactina, dosagem de estrogênio e minerais (sódio e potássio, principalmente).

Para evitar quaisquer efeitos conhecidos ou não, é fundamental não exceder a dose prescrita pelo médico. Aumentar a dose não aumenta a velocidade de surgimento das alterações corporais esperadas.

Esses medicamentos dificultam a investigação de câncer de próstata; por isso, deve-se rotineiramente fazer exame de próstata a partir dos 50 anos de idade, mesmo aqueles que já realizaram cirurgia de mudança de sexo.

Iniciais do paciente: __

Eu recebi o termo de consentimento fornecido pelo médico e tive tempo suficiente para ler integralmente e ter todas as minhas dúvidas sanadas. Todo o procedimento foi realizado antes de qualquer prescrição hormonal. Reconheço que o tratamento foi solicitado por mim após a confirmação do diagnóstico de transtorno de identidade de gênero pelo psiquiatra e eu entendo todos os riscos envolvidos.

Nome e assinatura do paciente:

Data:

Nome e assinatura do médico responsável:

Data: